HAUSMITTEL BEI GÜRTELROSE

Die 38 besten Hausmittel bei Gürtelrose

Jürgen Wude

Impressum

Jürgen Wude, Bahnhofstr. 88/3, 5760 Saalfelden.
E-Mail: email@wegweiser-pinzgau.at
Webseite Wegweiser-pinzgau.at
Copyright © 2023 Jürgen Wude
Alle Rechte vorbehalten.

Inhalt

Was ist Gürtelrose? 1

Wie entsteht Gürtelrose? 2

Wer kann an Gürtelrose erkranken? 4

Wie lange hält die Krankheit an? 5

Wie erkenne ich Gürtelrose? 7

Ist Gürtelrose ansteckend? 8

Die Behandlung einer Gürtelrose 10

Hausmittel gegen Gürtelrose....................................13

    Umschlag mit kalter Milch 13

    Eis-Umschlag...13

    Paste aus Backpulver und Wasser 14

    Paste aus Essig und Honig.....................................14

    Heilkraut Katzenkralle...15

    Melissentee, grüner Tee..16

    Tee aus Bockshornklee, Melisse, Wacholder und Hafer.........17

    Paste aus Wasser und Bittersalz...........................18

    Johanniskrautöl oder Leinöl..................................18

    Eichenrindensud 19

    100 % reines Aloe Vera Gel....................................20

    100 % reiner Aloe Vera Saft...................................21

    Kohlblätter 22

    Capsaicinhaltige Lebensmittel 24

    Mehr Vitamin B Komplex, C und E.........................25

    Aufregung und Stress vermeiden 27

    Umschlag mit Olivenblattextrakt..........................29

    Ringelblumensalbe 30

Magnesium 31

Peptidasen 33

Kolloidales Silber 34

Lysin 35

Knoblauch 38

Propolistinktur 38

Johanniskraut 39

Sonnenhut (Echinacea purpurea) 40

Zaubernuss 40

Wala Öl 40

Umschläge mit Naturjoghurt 41

Chili-Wickel 42

Kein Alkohol oder Kaffee 43

Campher- und Eisenhutöl 44

Reinigung mit Apfelessig 45

Sanddorn-Extrakt 45

Kräuterumschläge 46

Clematis recta 48

Gürtelrose besprechen lassen 49

Die besten Hausmittel für ein starkes Immunsystem 53

Alternative Methoden zur Linderung chronischer Schmerzen 57

Stressfrei leben 61

Die Rolle von Nikotin und Alkohol bei Gürtelrose 66

Impfung gegen Gürtelrose 71

Welche Lebensmittel helfen 74

Immunstärkende Gemüsepfanne mit Lachs 78

Was ist Gürtelrose?

Bei der Gürtelrose handelt es sich um eine Zweiterkrankung, die nach einer Infektion mit dem Windpocken-Virus entstehen kann. Oftmals tritt diese Erkrankung erst Jahrzehnte nach der Erstinfektion mit dem Virus auf.

Die Gürtelrose ist ein stark schmerzender und sehr unangenehmer Hautausschlag, der zumeist halbseitig verläuft und durch ein gürtelähnliches Aussehen gekennzeichnet ist. Ihr Verursacher ist der Varizella-Zoster-Virus (Windpocken-Virus), der zur Gattung der Herpes-Viren gehört. Er kann Auslöser für zwei unterschiedliche Krankheitsbilder sein: Windpocken und Gürtelrose (Herpes Zoster).

Bei den meisten Menschen löst der Virus zunächst die gefürchtete Kinderkrankheit Windpocken aus. Bis zur Einführung der Impfung wurde die Krankheit von den meisten Betroffenen zumeist im Kindesalter durchlebt. Anders als der Windpocken-Ausschlag, der nach überstandener Erkrankung wieder verschwindet, bleibt der Varizella-Zoster-Virus im Körper. Denn das Virus siedelt sich, ähnlich wie auch andere Herpes-Viren, sowohl in den Nervenwurzeln des Rückenmarks als auch in den Hirnnerven an und bleibt so ein Leben lang im menschlichen Organismus bestehen.

Kommt es zu einem Ausbruch, wandern die ursprünglich ruhenden Viren über die Nerven an die Hautoberfläche und die Gürtelrose entsteht. Alle Körperregionen, auch das Gesicht oder das Gehirn sowie die verschiedenen Organe, können betroffen sein.

Wie entsteht Gürtelrose?

D ie Viren schlummern jahrzehntelang im menschlichen Körper bis sie schließlich geweckt werden und es zum Ausbruch der Erkrankung kommt. Dabei können die Auslöser ganz unterschiedlicher Natur sein: So können fortgeschrittenes Alter, starker Stress, andere Erkrankungen oder ein geschwächtes Immunsystem eine Gürtelrose verursachen.

Häufig lässt sich allerdings auch kein eindeutiger Grund für die erneute Ausbreitung der Viren ausfindig machen. Grundsätzlich sind aber vor allem ältere Menschen betroffen. Dies liegt daran, dass das Immunsystem mit zunehmendem Alter weniger leistungsstark als in jungen Jahren ist. Eine Erkrankung bei jungen Erwachsenen und Kindern ist möglich, jedoch äußerst selten.

Die häufigsten Auslöser der Gürtelrose sind:

- Starker Stress, zum Beispiel eine enorme seelische Belastung.
- UV-Strahlung: Ist die UV-Belastung zu hoch, kann dadurch eine Gürtelrose ausgelöst werden, beispielsweise nach einem starken Sonnenbrand.
- Jede Art von Infekt, selbst ein einfacher grippaler Infekt, kann das Auftreten einer Gürtelrose begünstigen.
- AIDS: Das HI-Virus zerstört wichtige Zellen des Immunsystems und schwächt es.
- Auch Krebserkrankungen beeinträchtigen zumeist das Immunsystem.
- Chemotherapie: Mit der Bekämpfung einer Krebserkrankung geht auch eine Schwächung der Abwehrzellen einher.

- Alle Medikamente, welche die Funktionsweise des körpereigenen Abwehrsystems dämpfen (Immunsuppressiva), beispielsweise bei einer Rheumatherapie TNF-Blocker.
- Angeborene Defekte des Immunsystems.

Wer kann an Gürtelrose erkranken?

Nur Menschen, die bereits mit dem auslösenden
Varizella-Zoster-Virus infiziert wurden, können an
einer Gürtelrose erkranken. Zumeist erfolgt die erste Infektion
im Kindesalter. Wer also schon einmal an Windpocken
erkrankt ist, kann später auch an einer Gürtelrose leiden.

Aber auch bei Menschen, die gegen Windpocken geimpft sind,
kann grundsätzlich eine Gürtelrose auftreten. Allerdings
erkranken Geimpfte deutlich seltener an der tückischen
Krankheit und der Krankheitsverlauf ist im Normalfall
wesentlich schwächer. Typisch hierbei ist, dass der
Hautausschlag meistens dort auftritt, wo die Impfinjektion
erfolgte.

Wie lange hält die Krankheit an?

Die Dauer der Erkrankung kann unterschiedlich lang sein. Entscheidend hierfür sind nicht zuletzt die allgemeingesundheitliche Verfassung des Betroffenen und die körperliche Konstitution. Bei einem stark geschwächten Immunsystem kann die Krankheit auch entsprechend lange andauern, denn das Abwehrsystem benötigt längere Zeit, um die Viren erfolgreich zu bekämpfen. Bei Patienten mit einem starken Immunsystem ist die Krankheitsdauer meistens deutlich kürzer, da das Abwehrsystem die Viren schneller in den Griff bekommt.

Auch der Zeitpunkt der Behandlung ist ausschlaggebend für die Krankheitsdauer und den Krankheitsverlauf. Wird die Gürtelrose besonders früh erkannt und direkt gezielt behandelt, verkürzt sich in der Regel auch die Dauer der Erkrankung.

Die Krankheitsdauer kann sich jedoch verlängern, wenn die Gürtelrose nicht sofort erkannt und die Therapie somit erst später begonnen wird. Wenn das der Fall ist, kann der Verlauf wesentlich schwerer ausfallen. Ebenso ist die Wahrscheinlichkeit von bleibenden Schäden und Komplikationen größer.

Deswegen sollte die Behandlung einer Herpes-Zoster-Infektion frühestmöglich erfolgen, bestenfalls zwei bis drei Tage nach Auftreten der ersten Beschwerden. Auch das Alter des Betroffenen hat einen Einfluss auf die Krankheitsdauer. So dauert die Gürtelrose bei älteren Menschen oftmals viel länger an als bei jüngeren.

Erste Hautrötungen zeigen sich innerhalb von drei Tagen nach der Reaktivierung der Viren, dabei können auch Schmerzen auftreten. Es kommt zu unangenehmen Nervenschmerzen der

Nervenstränge, die mit dem Virus infiziert sind. Nach rund drei bis fünf Tagen bilden sich auf der Haut die für die Krankheit typischen Bläschen.

Etwa fünf bis sieben Tage nachdem die Viren reaktiviert wurden kommt es zum Aufplatzen der Bläschen und auf der Haut entstehen kleine, offene Wunden. Sie verheilen allmählich und es bildet sich ein charakteristischer Schorf auf der Haut. Die Dauer der Hautverkrustung hängt davon ab, wie schwer die Gürtelrose ausfällt. Sind alle Bläschen geplatzt und die Wunden verkrustet, ist die Erkrankung nicht mehr ansteckend.

Bei einer richtigen Behandlung heilt die Gürtelrose innerhalb von zwei bis vier Wochen vollständig ab. Verläuft die Erkrankung jedoch besonders schwer, können Komplikationen auftreten und eine Folgebehandlung kann erforderlich werden. Außerdem können auch Folgeschäden entstehen. Nicht selten leiden Betroffene selbst lange nach einer Gürtelrose an den typischen Nervenschmerzen.

Wie erkenne ich Gürtelrose?

Erste Anzeichen für eine Gürtelrose sind Schmerzen in einer bestimmten Hautregion, die mit leichtem Fieber und Mattigkeit einhergehen. Insbesondere der Rumpf ist häufig betroffen. Zunächst zeigt sich das betroffene Hautareal gerötet, bis schließlich die signifikanten Bläschen auftreten, die unangenehm jucken können. Nach einigen Tagen platzen die Bläschen auf und beginnen anschließend zu verkrusten.

Eine Gürtelrose kann sehr gefährlich sein, sie kann auch das Gesicht oder speziell die Augen (Zoster ophthalmicus) betreffen. Kommt es zu einer Erkrankung von Sehnerv, Hornhaut oder Regenbogenhaut, kann eine Erblindung die Folge sein. Wenn die Gürtelrose die Ohren befällt (Zoster oticus), kann sich der Facialis-Nerv entzünden und eine Gesichtslähmung hervorgerufen werden.

In seltenen Fällen kann auch eine Hirnhautentzündung oder eine Entzündung des Gehirns durch eine Gürtelrose hervorgerufen werden. Ist das Immunsystem enorm geschwächt, kann sich die Gürtelrose auch an mehreren Körperstellen ausbreiten und lebensgefährliche Komplikationen können auftreten.

Ist Gürtelrose ansteckend?

Die Infektiosität der Viren ist enorm hoch und somit auch das Ansteckungsrisiko. In Tests erkrankten von 100 Menschen tatsächlich 90 Probanden an Windpocken, wenn sie direkten Kontakt mit einem erkrankten Menschen hatten. Jeder Mensch, der noch keine Windpocken hatte, ist grundsätzlich ansteckungsfähig.

Ist ein Mensch an Gürtelrose erkrankt, ist direkter Kontakt zu vermeiden. Denn die Varizella-Zoster-Viren können über Kontakt mit den Hautbläschen beziehungsweise deren virushaltigen Inhalt übertragen werden. Dies kann geschehen, wenn ein gesunder Mensch mit dem infektiösen Hautausschlag eines Betroffenen in Berührung kommt.

Außerdem kann es auch zu einer Erkrankung kommen, wenn man Gegenstände anfasst, die ein Erkrankter vorher in der Hand hatte. Allerdings erkranken diese Menschen, sofern sie weder geimpft sind noch an Windpocken erkrankt waren, nicht an Gürtelrose, sondern zunächst an den Windpocken. Ein Mensch kann nicht direkt an Gürtelrose erkranken, sie kann erst später ausbrechen, wenn die in den Nervenzellen verbliebenen Viren aus irgendeinem Grund reaktiviert werden.

Übrigens: Windpocken selbst können nicht nur durch direkten Kontakt, sondern auch über eine Tröpfcheninfektion übertragen werden. Hierzu reicht es bereits aus, wenn ein Mensch im Umkreis von einigen Metern auf einen Erkrankten trifft.

Der Erreger kann nämlich sehr schnell über die Luft und die Atemwege weitergegeben werden. Schon ein einziger virushaltiger Tropfen genügt, um einen Patienten mit Windpocken zu infizieren. Bei großen Menschenansammlungen können sich daher auch sehr viele Menschen auf einen Schlag den Virus einfangen.

Die Behandlung einer Gürtelrose

In der klassischen Schulmedizin werden vor allem Schmerzmittel und antivirale Medikamente zur Behandlung der Gürtelrose eingesetzt. Darüber hinaus ist auch eine sorgfältige Hautpflege von immenser Bedeutung.

Einen wesentlichen Aspekt der Behandlung einer Herpes-Zoster-Infektion (Gürtelrose) stellt die fürsorgliche Hautpflege beziehungsweise die gezielte Behandlung des Ausschlags dar. Um zu vermeiden, dass zusätzliche Bakterien die bereits betroffenen Hautpartien befallen, werden häufig entsprechende Pulver eingesetzt.

Auch austrocknende, juckreizstillende und antiseptische Gele und Lotionen können für Abhilfe sorgen. Wichtige Wirkstoffe stellen Menthol, Zink, Podicanol sowie Gerbstoffe dar. Haben sich bereits Bläschen gebildet, können feuchte und kühlende Umschläge von Betroffenen als sehr wohltuend empfunden werden. Die Umschläge können auch gegen den üblen Juckreiz und die quälenden Schmerzen helfen.

Zur Linderung der akut auftretenden Schmerzen werden üblicherweise Schmerzmittel eingesetzt. Bei leichten Schmerzen können bereits Acetylsalicylsäure (ASS) oder Paracetamol ausreichen. Betroffene können derartige Präparate ohne Rezept in einer Apotheke erwerben. Tritt begleitend zur Gürtelrose Fieber auf, können diese Medikamente auch das Fieber senken.

Bei stärkeren Schmerzen ist oftmals der Einsatz von starken Schmerzmitteln erforderlich. Die Schulmedizin greift hier häufig auf Opioide wie Tramadol zurück, die allerdings rezeptpflichtig sind und Nebenwirkungen verursachen können.

Mit antiviralen Mitteln wird der Auslöser der Gürtelrose – das Varizella-Zoster-Virus – direkt bekämpft. Diese Medikamente nennt man Virostatika und sie sorgen dafür, dass eine Vermehrung der Viren gehemmt wird. Typische antivirale Mittel sind zum Beispiel Valaciclovir, Brivudin, Foscarnet sowie Aciclovir.

Durch die Behandlung mit antiviralen Medikamenten kann die Dauer der Schmerzen verkürzt und die Heilung beschleunigt werden. Vorausgesetzt ist immer ein frühestmöglicher Beginn der Therapie. Im Normalfall nimmt man die Virostatika in Tablettenform ein, verläuft die Erkrankung jedoch sehr schwer, können vom behandelnden Arzt auch Infusionen verabreicht werden.

Grundsätzlich ist die Behandlung einer Gürtelrose mit Virostatika sinnvoll, aber nicht in jedem Fall zwingend erforderlich. Speziell bei jungen Patienten oder bei Fällen, wo keine schwere Form der Herpes-Zoster-Infektion vorliegt und auch keine Komplikationen zu befürchten sind, müssen nicht zwingend antivirale Mittel eingenommen werden.

Anders sieht es bei schweren Erkrankungen und Risikopatienten aus, beispielsweise bei Menschen, die älter als 50 Jahre alt sind oder unter einem geschwächten Immunsystem leiden. Gleiches gilt, wenn die Gürtelrose am Kopf, am Hals oder im Gesicht auftritt oder der Verlauf besonders schwer ist.

Charakteristisch für die Gürtelrose ist ein streifenförmiger Hautausschlag an der Brust oder auch am Rücken. Die unangenehmen Bläschen, die von einem plagenden Juckreiz und starken Schmerzen begleitet werden, sind ebenfalls typisch für die Erkrankung.

Dem Ausbruch einer Gürtelrose kann durch eine Impfung vorgebeugt werden, wenn man noch nicht an Windpocken

erkrankt ist. Daher wird eine Impfung für Kinder und
Jugendliche empfohlen.

Tückisch und gefährlich ist, dass 70 % der Betroffenen auch
nach dem Abheilen der Gürtelrose weiterhin an
Nervenschmerzen leiden. Größte Vorsicht ist geboten, wenn
die Gürtelrose am Kopf oder im Gesicht auftritt. Die Viren
können die Augen befallen und eine Bindehaut- oder
Hornhautentzündung auslösen. Außerdem können
Schädigungen des Sehnervs oder Krankheiten wie Grüner Star
auftreten. Sogar das Ohr kann befallen werden, wobei
mögliche Folgen Gleichgewichtsstörungen,
Gesichtslähmungen oder auch ein Hörsturz sein können.

Zudem kann es riskant sein, wenn Schwangere an einer
Gürtelrose erkranken. Während der Schwangerschaft ist das
ungeborene Kind zwar geschützt, doch das Baby kann sich bei
der Geburt anstecken. Neben der Herpes-Zoster-Infektion
kann dies zu weiteren schweren Erkrankungen führen.

Eine Gürtelrose kann auch mit Hausmitteln behandelt werden.
Gerade für Menschen, denen eine schulmedizinische
Behandlung nicht helfen kann, kann sich eine alternative
Therapie mit bewährten Hausmitteln anbieten.

Darüber hinaus können Hausmittel auch eine hervorragende
Ergänzung zur klassischen schulmedizinischen Therapie einer
Gürtelrose darstellen. Viele dieser Mittel gegen Gürtelrose sind
griffbereit und ständig im Haushalt vorhanden. Daher können
Betroffene mit Hausmitteln besonders schnell auf die
Erkrankung reagieren und den Symptomen prompt
entgegenwirken.

Hausmittel gegen Gürtelrose

Umschlag mit kalter Milch

Der Hautausschlag, der bei einer Herpes-Zoster-Infektion auftritt, kann äußerst unangenehm sein, stark jucken oder auch schmerzen. Zur Beruhigung der entzündeten Haut kann kalte Milch verwendet werden, weshalb sich ein Umschlag mit kalter Milch anbietet. Dazu wird ein Handtuch oder ein Waschlappen in der kühlen Milch getränkt und dann locker um die betroffenen Hautregionen gewickelt.

Milch enthält viel Vitamin A, Vitamin C und Kalzium. Die in der Milch enthaltenen Nährstoffe können die obere Hautschicht (Epidermis) kräftigen, die unerwünschten Hautreaktionen vermindern und die Regeneration der Haut fördern. Betroffene können problemlos mehrmals täglich einen Umschlag mit kalter Milch verwenden.

Eis-Umschlag

Auch ein Eis-Umschlag kann sehr wohltuend zur Linderung der Beschwerden einer Gürtelrose sein. Durch das Eis kann die gereizte Haut gekühlt und beruhigt werden und Juckreiz und Schmerzen können effektiv verringert werden. Hinzu kommt, dass durch die Kälte die Durchblutung erhöht, der Stoffwechsel der Haut angeregt und somit die Revitalisierung der Haut gefördert werden kann.

Das Eis sollte jedoch nicht direkt mit der entzündeten Haut in Kontakt kommen, denn ist das Eis zu kalt, drohen Erfrierungen der Haut. Aus diesem Grund bietet sich hier ein

Eis-Umschlag an. Hierzu werden Eiswürfel in ein Handtuch gewickelt und auf die gereizte Haut gelegt. Dieser Umschlag kann solange eingesetzt werden, wie das Eis die Haut kühlt.

Bei Bedarf kann ein Eis-Umschlag auch mehrmals täglich verwendet werden, um die Symptome zu lindern. Hinzu kommt, dass der Umschlag auch nach dem Aufplatzen der Bläschen und während der Abheilung genutzt werden kann, um etwaige Schmerzen zu vermindern.

Paste aus Backpulver und Wasser

Backpulver ist ein wahrer Alleskönner. Es ist bei vielerlei Leiden und Problemen hilfreich und ein praktischer Helfer, den man immer im Haus haben sollte.

Wenn man es mit Wasser vermischt, wird es zu einer Paste, die auch zu den bewährten Hausmitteln zur Behandlung der Gürtelrose gehört. Hierzu wird einfach Backpulver in Wasser eingerührt bis ein fester, aber noch streichfähiger Brei entsteht.

Die Backpulver-Wasser-Paste wird anschließend direkt auf die entzündete Haut beziehungsweise die Bläschen aufgetragen. Durch die Paste werden die Bläschen ausgetrocknet, was zu einer Linderung der Entzündung und zum Abklingen des gesamten Ausschlags führen kann. Zusätzlich kann sie den Juckreiz deutlich verringern und auch die Schmerzen merklich reduzieren.

Paste aus Essig und Honig

Auch mit einer Paste aus Essig und Honig kann der Juckreiz gemildert werden. Alle betroffenen Hautpartien sollten behutsam mit der Paste eingestrichen werden. Neben der Austrocknung der Bläschen kann auch die Entzündung der Haut auf diesem Wege reduziert werden.

Insbesondere Apfelessig kann mit mehr als 90 wertvollen Inhaltsstoffen der Hautgesundheit guttun. Naturbelassener Essig ist pH-neutral und kann den Säureschutzmantel der Haut stärken. Zahlreiche wichtige Nährstoffe wie Beta-Karotin, Folsäure, Bioflavonoide oder Vitamin C werden an die Haut abgegeben und können sie erfrischen und revitalisieren. So kann vor allem auch die Wundheilung gefördert werden.

Honig wiederum wirkt entzündungshemmend, desinfizierend und antibakteriell. Bei der Verwendung von Honig kann die Entzündung der Haut bei einer Gürtelrose gelindert werden, zudem können weitere und fortschreitende Hautinfektionen vermieden und eine Ausbreitung der Herpes-Zoster-Infektion verhindert werden.

Dank der vielen positiven Eigenschaften von Essig und Honig bietet sich die Kombination in Form der Paste ideal zur Behandlung der Gürtelrose an.

Heilkraut Katzenkralle

Die Katzenkralle ist ein altes Heilkraut der Indianer. In Peru wird das Kraut schon seit einigen Jahrhunderten zur Behandlung von etlichen Beschwerden eingesetzt. Die positive Wirkung bei Viruserkrankungen konnte auch von aktuellen wissenschaftlichen Untersuchungen untermauert werden. Zur therapeutischen Anwendung wird die Wurzel der Katzenkralle (Radix Uncariae tomentosae) verwendet.

Im Kampf gegen die Herpes-Zoster-Infektion kommen insbesondere dem körpereigenen Immunsystem und dem

Stoffwechsel eine entscheidende Rolle zu. Genau hier kann das
Heilkraut Katzenkralle helfen, denn dem natürlichen
Heilmittel wird eine kräftigende Wirkung des Immunsystems
und des Stoffwechsels zugeschrieben.

Neben seinen antiviralen Eigenschaften wirkt die Katzenkralle
auch antikarzinogen, antioxidierend und
entzündungshemmend. Deswegen kann das Heilkraut speziell
zur Verminderung des entzündlichen Hautausschlags
eingesetzt werden.

In Österreich kann Katzenkralle rezeptfrei in Apotheken
erstanden werden. In Deutschland ist das Heilkraut oftmals
Bestandteil von Nahrungsergänzungsmitteln. Eingenommen
wird Katzenkralle entweder in Kapselform oder als Tee.

Melissentee, grüner Tee

Bei Viruserkrankungen gilt es unbedingt viel zu trinken. Ideal
ist hierbei Tee, der für den Heilungsprozess förderlich sein
kann. Vor allem der Melissentee hat sich im Kampf gegen die
Gürtelrose bewiesen, denn Melisse hat eine antivirale Wirkung.
Erkrankte können zwei bis drei Tassen des Tees am Tag zu
sich nehmen. Zusätzlich kann der abgekühlte Melissentee auch
direkt auf die infizierten Hautregionen aufgetragen werden, um
die Leiden zu verringern. Hierzu kann jeder im Handel
erhältliche Melissentee verwendet werden. Wichtig dabei ist,
dass der Tee gemäß den Anwendungshinweisen zubereitet
wird.

Ein Melissentee kann auch mit Melissenblättern hergestellt
und anschließend zur äußeren Anwendung verwendet werden.
Dazu werden rund 6 Teelöffel Melissenblätter mit gut 150 ml
kochendem Wasser übergossen. Der Tee sollte ca. 10 Minuten
ziehen und auskühlen. Anschließend wird ein Baumwolltuch in

den Tee getränkt und die betroffenen Hautareale können
damit vorsichtig abgetupft werden.

Bekannt ist auch, dass grüner Tee zahlreiche
gesundheitsfördernde Eigenschaften vorweisen kann.
Insbesondere aufgrund seines hohen Gehalts an bestimmten
Antioxidantien kann grüner Tee zur Bekämpfung und Abwehr
von Bakterien und Viren eingesetzt werden. Die enthaltenen
Antioxidantien (EGCG) können verhindern, dass gesunde
Zellen von Viren befallen und als Wirt genutzt werden.

Dadurch können eine Vermehrung und Ausbreitung von
Viren verhindert und bestehende Infektionen gelindert
werden. Schon bei handelsüblichen Mengen kann sich die
volle Wirkung des Tees entfalten. Bei Gürtelrose kann daher
bereits der Verzehr von rund einem halben Liter Grüntee am
Tag helfen, die Beschwerden zu reduzieren. hergestellt oder in
einer Apotheke gekauft werden.

Tee aus Bockshornklee, Melisse, Wacholder und Hafer

Schmerzlindernd kann außerdem ein Tee aus Bockshornklee,
Melisse, Wacholder und Hafer sein. Zur Zubereitung des Tees
werden jeweils 10 g der vier Zutaten miteinander vermengt.
Danach wird das Gemisch mit 250 ml kochendem Wasser
aufgegossen. Anschließend sollte der Tee rund 15 Minuten
ziehen, bevor er heiß getrunken wird.

Paste aus Wasser und Bittersalz

Die Selbstheilungskräfte des Körpers können bei einer
Gürtelrose ebenso mit einer einfachen Paste aus Wasser und
Bittersalz unterstützt werden. Diese Paste wirkt
entzündungshemmend und austrocknend, zudem kann sie sehr
schnell und ohne viel Aufwand hergestellt werden. Dazu wird
Bittersalz in Wasser eingerührt, bis eine streichfähige Masse
entsteht. Die entzündeten Hautpartien können mehrmals am
Tag mit dieser Paste eingerieben werden, wodurch die
Entzündung eingedämmt und der Juckreiz vermindert werden
kann.

Außerdem können die Bläschen durch die Paste aus Wasser
und Bittersalz ausgetrocknet werden, was dazu führt, dass die
Haut besser und schneller verheilen kann. Zusätzlich kann eine
Ausbreitung des Ausschlags vermieden werden und dafür
gesorgt werden, dass dieser schneller zurückgeht. Ebenso kann
das Risiko weiterer Infektionen durch andere Bakterien, die im
Hautausschlag und in den offenen Wunden einen idealen
Nährboden finden können, gesenkt werden.

Johanniskrautöl oder Leinöl

Auch Leinöl kann zur Heilung von einer Gürtelrose beitragen.
Hierzu wird es einfach direkt auf alle betroffenen Hautstellen,
die jucken oder schmerzen, aufgetragen. Auch die Bläschen
können gezielt mit Leinöl behandelt werden.

Schon im antiken Griechenland schwor man auf die positiven
Eigenschaften von Leinöl, das vor allem mit einem sehr hohen
Anteil an Omega-3-Fettsäuren punkten kann. Leinöl kann die
allgemeine Gesundheit des Menschen fördern, insbesondere
das Herz-Kreislauf-System stärken und somit dazu beitragen,

dass der Körper die Viren und die Symptome in den Griff bekommt.

Johanniskrautöl ist eines der bekanntesten natürlichen Heilmittel bei Nervenerkrankungen. Wird die entzündete Haut mit diesem Öl eingerieben, kann dies auf Betroffene sehr wohltuend wirken, da die Schmerzen spürbar gelindert werden können. Wer das Johanniskrautöl nicht direkt auf die Haut auftragen möchte, kann auch einen Lappen damit tränken und auf die Haut legen. Johanniskrautöl kann fertig in vielen Apotheken, Drogeriemärkten und Reformhäusern gekauft werden.

Eichenrindensud

Auch ein lauwarmer Umschlag mit der gerbstoffhaltigen Heilpflanze Eichenrinde kann den Heilungsprozess in der abklingenden Phase der Gürtelrose fördern. Dazu wird ein Tuch mit einem Eichenrindensud getränkt und der Umschlag schließlich um die einzelnen infizierten Körperpartien gewickelt. Der Sud kann die Wundheilung unterstützen und zur Verringerung der Infektion beitragen.

Eichenrindensud kann in einigen Apotheken und Reformhäusern erworben werden, alternativ dazu kann er auch selbst hergestellt werden. Dazu werden 100 Gramm Eichenrinde mit rund einem Liter Wasser vermischt und in einem Topf zum Kochen gebracht.

Nach gut 20 Minuten ist der Eichenrindensud fertig. Nun gilt es, den Sud abzuseihen und abkühlen zu lassen, bevor anschließend der Umschlag angefertigt werden kann. Der Eichenrindensud kann übrigens auch für ein entspannendes und wohltuendes Bad verwendet werden, indem dieselbe Menge in das Badewasser gegeben wird.

Die enthaltenen Gerbstoffe, immerhin rund 28 %, machen die Eichenrinde bei Gürtelrose und vielen anderen Erkrankungen für Betroffene so wertvoll. Diese Gerbstoffe – unter anderem Catechin, Epicatechin, Ellagitannine sowie komplexe Tannine – können die Haut stärken. Eichenrinde wirkt zusammenziehend auf die Haut, sodass Bakterien schwieriger in sie eindringen können, und sie kann gleichzeitig den Juckreiz stillen.

Grundsätzlich sollte Eichenrinde bei einer äußeren Anwendung maximal über einen Zeitraum von zwei bis drei Wochen regelmäßig verwendet werden. Bei einer zu häufigen Verwendung können Schädigungen der Leber auftreten.

100 % reines Aloe Vera Gel

Wenn der Hautausschlag schmerzt und sehr stark juckt, kann die Haut auch mit einem 100 % reinen Aloe Vera Gel behandelt werden. Das Gel kühlt die Haut und kann diese beruhigen. Gleichzeitig kann es einem unangenehmen Austrocknen der Haut und einer Verschlimmerung der Symptome entgegenwirken. Wichtig hierbei ist, dass es sich um ein 100 % reines Aloe Vera Gel ohne zusätzliche Duftstoffe handelt.

Heute kennt man mehr als 300 verschiedene Arten der Aloe Vera Pflanze. Ein gesundheitlicher Nutzen ist allerdings nur bei drei Arten belegt. In der Natur wächst die Pflanze lediglich in Wüstengegenden, wo das Klima tropisch ist. Aber auch zuhause kann Aloe Vera als Topfpflanze hervorragend gedeihen.

Aloe Vera wird sowohl in der Landwirtschaft als auch in der Medizin eingesetzt. Zudem handelt es sich um eine äußerst dekorative Pflanze. In zahlreichen Produkten wie Kosmetika,

Lotionen, Salben oder auch Getränken ist Aloe Vera ein wichtiger Bestandteil.

Bereits seit ca. 3000 Jahren vor Christus wird Aloe Vera als Heilmittel verwendet. Naturvölker haben die Pflanze für die verschiedensten medizinischen Zwecke eingesetzt. Gerade bei Hautproblemen wird Aloe Vera eine sehr positive Wirkung zugeschrieben. Bei den alten Ägyptern fand Aloe Vera sogar schon in den heiligen Schriften vor mehr als 5.000 Jahren Erwähnung.

100 % reiner Aloe Vera Saft

Als Alternative oder Ergänzung zum Aloe Vera Gel bietet sich der Saft der Pflanze an, da sie ein bewährtes Hausmittel ist, welches dem nahezu unerträglichen Juckreiz bei einer Gürtelrose Einhalt gebieten kann.

Um 100 % reinen Aloe Vera Saft zu gewinnen, wird die Pflanze einfach in kleine Stücke geschnitten, damit der Saft austritt. Im Anschluss daran wird der Saft behutsam auf den juckenden und schmerzenden Hautpartien verteilt. Gerade gegen Entzündungen kann der äußerlich angewendete Aloe Vera Saft optimal wirken.

Der Saft kann aber auch getrunken werden, wobei der typische herbe Geschmack signifikant ist. Aloe Vera enthält über 200 unterschiedliche Wirkstoffe. Wenn man den Saft der Pflanze trinkt oder äußerlich anwendet, kann der menschliche Körper hervorragend mit Nährstoffen versorgt werden.

Das Besondere an Aloe Vera ist aber nicht nur die Menge an Wirkstoffen, sondern auch die einzigartige Kombination der einzelnen Komponenten, die auf diese Weise ihre volle Wirkung ideal entfalten können.

Natürlich handelt es sich beim Aloe Vera Saft nicht um ein Wundermittel, doch er kann dem Körper in vielerlei Hinsicht förderlich sein. Diese einmalige Pflanze kann vor allem den Stoffwechsel unterstützen und dafür sorgen, dass Giftstoffe und Schadstoffe ausgeschieden werden.

Zudem kann etwaigen Mangelerscheinungen vorgebeugt werden, wenn man Aloe Vera Saft zu sich nimmt. Doch von besonderer Bedeutung ist, dass er das Immunsystem und die Abwehrkräfte stärkt. Dies hilft dem Körper mit der Herpes-Zoster-Infektion fertig zu werden.

Kohlblätter

Ganz gleich ob Weißkohl oder Grünkohl, Kohl ist ein Hausmittel, das bereits seit Jahrhunderten bekannt ist. Dank seinen vielen Antioxidantien kann er bei verschiedenen Erkrankungen helfen, die Beschwerden zu lindern, auch bei der Gürtelrose. Die Kohlblätter können als Wickel oder Auflagen den Ausschlag abmildern.

Kohl kann zu einer Verbesserung der Hautzellenstruktur beitragen. Seine Blätter beinhalten viel Feuchtigkeit, sodass die Haut vor dem Austrocknen bewahrt werden kann. Auch das Risiko einer Narbenbildung kann durch die Verwendung von Kohlblättern reduziert werden.

In der alternativen Medizin wird die Heilpflanze Kohl häufig eingesetzt, um die Wundheilung zu unterstützen. Dies trifft auch bei der Gürtelrose zu, da der brennende Ausschlag mit Kohlblättern deutlich vermindert werden kann. Vor allem Weißkohl beinhaltet viele entzündungshemmende Wirkstoffe. Der Entzündungsreiz kann deutlich abgeschwächt werden, wenn die Kohlblätter mit den eitrigen Bläschen in Kontakt kommen.

Viele Betroffene berichten von einer spürbaren Erleichterung
und bestätigen, dass das störende und spannende Hautgefühl
der geplagten Körperpartien ganz verschwinden kann. Kohl
hat nämlich auch eine kühlende Wirkung, da die Heilpflanze
einen sehr großen Wasseranteil besitzt. Selbst im
zerschnittenen Zustand geben die Kohlblätter noch sehr viel
Feuchtigkeit ab.

Die Kohlblätter beruhigen Hautpartien, die von einer
Gürtelrose geplagt werden. Dabei helfen auch die im Kohl
enthaltenen B-Vitamine, die einen positiven Einfluss auf die
Nervenfasern nehmen. So kann der Weißkohl insgesamt mit
den B-Vitaminen B1, B2, B6 und B12 punkten.

Aus den Kohlblättern lässt sich problemlos ein Kohlwickel
herstellen. Hierzu wird lediglich ein frischer, saftiger Weißkohl
benötigt. Neben den genannten Wirkstoffen kann der
Weißkohl speziell durch Vitamin C, Kalium, Magnesium und
Kalzium eine große Bandbreite an Inhaltsstoffen im Kampf
gegen die Gürtelrose bieten.

Die Kohlblätter sollten vor dem Gebrauch unter fließendem
Wasser gründlich abgespült werden. Denn Schmutz oder
Rückstände von Keimen können schlimmstenfalls den bereits
hervorgerufenen Ausschlag noch verstärken, andere
unerwünschte Hautreaktionen hervorrufen oder durch
Bakterien weitere Infektionen auslösen.

Vor allem große Kohlblätter eignen sich für eine Auflage.
Dabei werden die großen Blätter vorsichtig abgetrennt und die
breite Blattrippe entfernt. Damit die Inhaltsstoffe ihre volle
Wirkkraft entfalten können, sollten die Kohlblätter in einem
Wasserbad gekocht werden. Zunächst gilt es, die Kohlblätter
abkühlen zu lassen. Mit einem Küchentuch werden die Blätter
schließlich vorsichtig abgetupft und ausgepresst, um sie zu
trocknen. Anschließend können die Kohlblätter direkt auf die
entzündeten Hautstellen gelegt werden. Dabei sollte sanft
vorgegangen werden, um zu vermeiden, dass die Bläschen

versehentlich aufplatzen. Denn ansonsten können sich die Herpes-Zoster-Viren ausbreiten und auf weitere Hautpartien übergreifen.

Wickel aus Kohlblättern können mehrere Stunden auf der Haut verbleiben. Zum Fixieren kann ein Baumwolltuch verwendet werden, bei Bedarf kann darum noch ein lockerer Mullverband gewickelt werden. Ein Wickel aus Kohlblättern kann so oft eingesetzt werden, bis der Ausschlag abklingt.

In den meisten Fällen kann bereits nach wenigen Tagen eine deutliche Minderung der Schmerzen festgestellt werden. Darüber hinaus können die Kohlblätter bewirken, dass die Pusteln schneller austrocknen und sich lösen. Etwas gewöhnungsbedürftig ist der typische, unangenehme Geruch der Kohlblätter.

Capsaicinhaltige Lebensmittel

Bei einer Herpes-Zoster-Infektion sollten Betroffene unbedingt auf eine entsprechend ausgerichtete Ernährung achten. Capsaicinhaltige Lebensmittel, wie beispielsweise Chilischoten, gehören unbedingt auf den Speiseplan, denn scharfes Essen kann die Leiden lindern. Das Capsaicin kann gegen Nervenschmerzen wirken. Capsaicinhaltige Lebensmittel können auch zur Linderung des Juckreizes, der durch den Hautausschlag hervorgerufen werden kann, beitragen. Nahezu alle Paprika-Arten weisen Capsaicin auf, darüber hinaus ist es auch im Cayennepfeffer zu finden.

Durch die Aktivierung des TRPV1-Rezeptors wirkt Capsaicin allgemein schmerzlindernd. Der Rezeptor wird überstimuliert und schließlich unempfindlich für andere Reize. Da dieser Rezeptor dafür verantwortlich ist, dass der Mensch Schmerzreize empfindet, können so die Schmerzen reduziert werden. Auch Hitzesignale werden durch den Rezeptor weitergeleitet und er ist ebenso daran beteiligt, wenn der Mensch Schärfe schmeckt.

Mehr Vitamin B Komplex, C und E

Verschiedene Vitamine und Mineralstoffe können das Immunsystem stärken, die Schmerzen während einer Gürtelrose-Erkrankung reduzieren und insgesamt effektiv gegen die Herpes-Zoster-Infektion wirken. Sehr erfolgversprechend kann dabei die Kombination aus einem Vitamin B Komplex mit Vitamin C und Vitamin E sein.

B-Vitamine können grundsätzlich Schmerzen lindern und das Nervensystem unterstützen. So sind B-Vitamine wichtig für den Aufbau der sogenannten Myelinschicht. Hierbei handelt es sich um die Schutzschicht der einzelnen Nervenfasern. Durch die Einnahme eines Vitamin B Komplexes können die Nerven bei einer Herpes-Zoster-Infektion geschützt werden. B-Vitamine nehmen eine wesentliche Rolle in der Funktionsweise des menschlichen Nervensystems ein. Nicht nur, dass sie Nervenschmerzen verringern können, sie können auch Entzündungsreaktionen eindämmen und die Wirkung von Schmerzmitteln optimieren. Es wird vermutet, dass B-Vitamine ihre schmerzstillende Wirkung auf unterschiedliche Art und Weise ausbreiten. So können die Vitamine B1, B12 und B6 zur Erholung und Erneuerung von verletzten und gereizten Nervenfasern beitragen. Des Weiteren können sie die Fähigkeit, einzelne Nervensignale weiterzuleiten, verbessern.

Insbesondere Vitamin B12 wird eine äußerst positive Wirkung auf den Krankheitsverlauf einer Gürtelrose zugeschrieben, wenngleich entsprechende Langzeitstudien noch fehlen. Dennoch ist es sinnvoll, bei Gürtelrose auf die Einnahme von Vitamin B12 zu achten. Da die verschiedenen B-Vitamine im menschlichen Körper eng miteinander verbunden sind und viele Prozesse gemeinsam bewerkstelligen, empfiehlt es sich immer, einen Vitamin B Komplex zu sich zu nehmen.

Um die Beschwerden und Schmerzen einer Gürtelrose zu lindern, wird es empfohlen, bis zu 500 mg Vitamin B12 in Form von Methylcobalamin einzunehmen. Die exakte Dosierung sollte mit dem Arzt abgestimmt werden. Menschen, die an einer Gürtelrose erkrankt sind und gleichzeitig an einer Nierenerkrankung leiden, dürfen Vitamin B12 nur als Methylcobalamin zu sich nehmen, denn in Form von Cyanocobalamin kann es die Nieren schädigen.

Durch die Einnahme von Vitamin C kann die Schmerzbelastung verringert werden. Viele Hinweise lassen darauf schließen, dass Vitamin C schmerzstillend wirkt. Eindeutig aufgeklärt ist dieser Mechanismus allerdings noch nicht. Man weiß jedoch, dass Vitamin C zu den wirksamen Antioxidantien gehört und es Gewebe sowie Zellen vor Schäden in Folge von oxidativem Stress schützen kann. Außerdem weist es entzündungshemmende Eigenschaften auf, welche sich bei der Schmerzlinderung ebenfalls positiv bemerkbar machen können. Vitamin C nimmt auch auf das Immunsystem einen positiven Einfluss, sodass die Wahrscheinlichkeit an viralen Infekten zu erkranken sinkt.

Ein Mangel an Vitamin C kann als Risikofaktor für aufkommende Schmerzen sowie eine Post-Zoster-Neuralgie ausgemacht werden. Verglichen mit gesunden Menschen weisen von einer Post-Zoster-Neuralgie Betroffene nämlich einen eher niedrigen Vitamin-C-Spiegel beziehungsweise einen Vitamin-C-Mangel auf. Bei einer Post-Zoster-Neuralgie wird Vitamin C häufig auch in Form einer Infusion verabreicht, um die Symptome schnell zu lindern.

Zur Stärkung des Immunsystem empfehlen Experten, dem Körper täglich rund 1000 bis circa 2000 mg Vitamin C zuzuführen. Dabei empfiehlt es sich, das Vitamin C über den

Tag verteilt in mehreren kleinen Dosen zu sich zu nehmen. Das Vitamin ist sehr gut verträglich, wenn es zusammen mit einer Mahlzeit eingenommen wird.

Unter Vitamin E wird eine Ansammlung an ähnlichen Verbindungen, nämlich Tocopherole, vereinheitlicht. Diese können eine antioxidative Wirkung vorweisen. Vitamin E ist sehr wichtig im Kampf gegen freie Radikale, um Zellschäden vermeiden zu können.

Ähnlich wie auch die Vitamine A, K und D handelt es sich bei Vitamin E um ein fettlösliches Vitamin. Es kann nur über den Fettstoffwechsel verwertet werden. Eine Aufnahme über die Nahrung ist also nur möglich, wenn dem Körper gleichzeitig ein wenig Fett zugeführt wird. Alpha-Tocopherol ist das bekannteste Vitamin E.

Das wertvolle Zellschutzvitamin kann Entzündungsreaktionen, die bei einer Gürtelrose-Erkrankung auftreten, abschwächen. Hinzu kommt, dass ein ausgewogener Vitamin E Haushalt die Widerstandskraft der Haut erhöhen, Entzündungen hemmen und die Wundheilung verbessern kann. Der Tagesbedarf ist abhängig von Geschlecht, Alter und vielen anderen Faktoren. Vitamin E ist insbesondere in pflanzlichen Speiseölen wie Sonnenblumenöl, Weizenkeimöl, Distelöl oder auch Rapsöl zu finden, doch es kann natürlich auch über Nahrungsergänzungsmittel aufgenommen werden.

Aufregung und Stress vermeiden

Zu viel Aufregung, enormer Stress und seelische Belastungen können das Immunsystem stark schwächen. Verschiedenste Stressfaktoren können dazu führen, dass der Körper auf bestimmte Herausforderungen oder Anforderungen mit einer natürlichen, aber unspezifischen Reaktion aufwartet. Die

Atmung wird schneller, der Blutdruck erhöht sich, der Puls steigt und die Muskeln spannen sich an. Es handelt sich dabei um eine reine Überlebensreaktion des Körpers, bedingt durch die Evolution. Zudem kommt es zu einer vermehrten Ausschüttung von Stresshormonen und der Körper stellt zusätzliche Energie bereit. Dieses Szenario wiederholt sich immer, wenn ein als gefährlich, unkontrollierbar oder belastend empfundener Zustand aufkommt.

Verantwortlich dafür können ganz unterschiedliche Dinge sein, wie beispielsweise Prüfungsangst, Probleme in der Partnerschaft oder Familie, Ärger bei der Arbeit, traumatische Erlebnisse, schwere Krankheiten, schlimme Unfälle oder Zukunftsängste. Das Problem in unserer heutigen Zeit ist, dass der Körper auf Hochtouren läuft, die zusätzliche Energie aber nicht wie in der Vergangenheit abgebaut wird. Treten diese oder andere Stressformen fortwährend auf, entsteht eine dauerhafte Stresssituation und negativer Stress baut sich auf. Dieser anhaltende negative Stress ist häufig ein Auslöser der tückischen Gürtelrose. Mit allergrößter Wahrscheinlichkeit kann negativer Stress sogar ein unmittelbarer Auslöser der Gürtelrose sein, während die Varizella-Zoster-Viren vielmehr die Rolle des indirekten und mittelbaren Verursachers der Viruserkrankung einnehmen.

Kommt es durch Stress zu einer Aktivierung der im Organismus befindlichen Viren, lässt sich dies an verschiedenen Anzeichen frühzeitig erkennen. Zu den Vorzeichen gehören eine unerwartete Leistungsschwäche, häufige Müdigkeit und eine stete Mattigkeit, schmerzende und schwere Glieder, Fieber, Grippe-Symptome sowie ein Brennen, Jucken oder gar Taubheitsgefühl bei den Nerven. Werden diese Anzeichen erkannt, sollten Betroffene umgehend versuchen, den negativen Stress zu vermeiden. Denn der typische, sehr unangenehme Ausschlag beziehungsweise die Gürtelrose selbst tritt erst dann auf, wenn eine Nervenbahn vollständig entzündet ist. Eine rechtzeitige

Stressreduzierung kann also den Ausbruch einer Gürtelrose verhindern. Gleichzeitig kann es sinnvoll sein, schon bei den ersten Anzeichen mit der Behandlung der schwelenden Gürtelrose zu beginnen.

Wer einer Gürtelrose vorbeugen möchte sollte demnach versuchen, anhaltenden negativen Stress zu vermeiden. Die Methoden dafür sind zumeist individuell. Zunächst gilt es, die Stressfaktoren zu identifizieren. Wenn dies erfolgt ist, sollten sie abgestellt werden. Dies geht zumeist einher mit der Umstellung der üblichen Lebensgewohnheiten. Da das nicht immer umgehend möglich ist, können auch Ventile helfen, negativen Stress und überschüssige Energie abzubauen, beispielsweise durch Yoga, Sport oder einen Erholungsurlaub.

Umschlag mit Olivenblattextrakt

Olivenblattextrakt zählt aufgrund seiner vielen wertvollen Inhaltsstoffe und insbesondere wegen des Antioxidans Oleuropein sowie des hohen Gehalts an Elenolsäure zu den wirkungsvollsten Hausmitteln gegen zahlreiche verschiedene Krankheitserreger. Es wird speziell auch gegen den Herpes-Zoster-Virus erfolgreich eingesetzt. Olivenblattextrakt findet Verwendung bei der Behandlung von Grippe, bei Candida-Infektionen oder eben auch bei Gürtelrose. Dabei kann Olivenblattextrakt nicht nur die Erreger unschädlich machen, sondern auch die Heilung der entzündeten Hautpartien beschleunigen.

Zur Behandlung von Gürtelrose wird ein Umschlag mit Olivenblattextrakt empfohlen. Zur Herstellung des Umschlags wird ein Baumwolltuch in Olivenblattextrakt getränkt. Der Umschlag wird dann für einige Zeit auf die betroffenen Körperregionen gelegt. Die juckenden Hautbläschen können bereits nach wenigen Tagen verschwinden. Gleichzeitig kann

das Olivenblattextrakt der Narbenbildung vorbeugen. Als
Ergänzung zum Umschlag kann es auch in Kapselform
eingenommen werden, wobei für eine möglichst optimale
Wirkung der Oleuropein-Anteil der Kapseln bei mindestens 15
bis 20 % liegen sollte.

Ringelblumensalbe

Wenn die Gürtelrose bereits weit vorangeschritten ist und die
Hautbläschen aufgeplatzt und verschorft sind, können typische
Leiden wie Juckreiz und spannende Haut von außen mit
Ringelblumensalbe behandelt werden. Die Salbe kann den
Heilungsverlauf beschleunigen und verhindern, dass es zu
einer starken Narbenbildung kommt.

Aufgrund ihrer guten Hautverträglichkeit und des weiten
Wirkungsspektrums sollte die Ringelblumensalbe in keiner
Hausapotheke fehlen. Die Salbe kann antibakteriell,
wundheilungsfördernd, abschwellend und
entzündungshemmend wirken. Verantwortlich für die positive
Wirkung der Ringelblumensalbe sind die Inhaltsstoffe, zu
denen Flavonoide, ätherische Öle, Cumarine und Saponine
gehören, die sich in den Blüten der Pflanze finden lassen.

Auch nach der akuten Krankheitsphase kann
Ringelblumensalbe eingesetzt werden, um die Haut oder
entstandene Narben nachzubehandeln. Sofern der Betroffene
nicht allergisch auf Korbblütler reagiert, kann problemlos auf
diese Salbe zugegriffen werden, denn es sind hier keine
Nebenwirkungen bekannt.

Betroffene Bereiche sollten großflächig und großzügig mit der
Ringelblumensalbe behandelt werden. Es ist empfehlenswert,
die Salbe in kreisenden Bewegungen behutsam einzumassieren,

da die Inhaltsstoffe auf diese Weise ideal von der Haut aufgenommen werden können.

Damit der Hautausschlag möglichst schnell zum Abklingen gebracht werden kann und auch alle anderen Symptome gelindert werden können, bietet es sich an, alle in Mitleidenschaft gezogenen Körperregionen mehrmals täglich mit der Ringelblumensalbe zu behandeln. Der Heilungsprozess kann zusätzlich unterstützt werden, wenn die Hautpartien mit viel Luft versorgt werden. Die Salbe kann selbst hergestellt oder in einer Apotheke gekauft werden.

Magnesium

Bei der erfolgreichen Behandlung einer Gürtelrose kann Magnesium eine wichtige Rolle einnehmen. Dabei zeigt sich das wertvolle Mineral als ein wirkliches Allroundtalent, denn die zusätzliche Einnahme von Magnesium kann eine Linderung der Schmerzen bewirken, den Heilungsverlauf beschleunigen und Nervenfasern sowie Muskelfasern stärken. Deswegen sollten Betroffene unbedingt auf eine sehr magnesiumreiche und vitaminreiche Ernährung achten. Selbstverständlich sollte der behandelnde Arzt einbezogen und konsultiert werden, um die ideale Dosierung zu bestimmen.

Bei chronischen Schmerzen, die keine körperliche Ursache haben, kann die Schmerzwahrnehmung enorm schwanken. In einer hohen Dosierung kann Magnesium eine merkliche Verbesserung hervorrufen. Es kann grundsätzlich nicht nur bei der Gürtelrose, sondern auch bei Migräne, Kopfschmerzen, Rückenschmerzen, Tumorschmerzen oder auch bei Arthritis helfen. Besonders wichtig in Bezug auf die Gürtelrose ist, dass Magnesium Nervenschmerzen und Nervenschäden mindern kann. Außerdem führt die Einnahme von Magnesium zu einer spürbaren Entspannung von angespannten Muskeln.

Magnesium kann die verantwortlichen Schmerzrezeptoren blockieren, sodass der empfundene Schmerz deutlich abnimmt. Auf diese Weise können die strapazierten Nerven beruhigt werden. Nach der Einnahme von hoch dosiertem Magnesium, können die Schmerzen schon nach kurzer Zeit – rund 30 Minuten – erheblich gelindert werden.

Peptidasen

Enzyme beziehungsweise Proteine sind lebensnotwendig für unseren Körper, denn sie übernehmen viele wichtige Aufgaben. So sind Enzyme an fast jeder Immunreaktion oder Stoffwechselreaktion beteiligt. Bei der Behandlung der Gürtelrose kommt Peptidasen eine besondere Relevanz zu, denn es kann Proteine spalten. Zur Gruppe der Peptidasen gehören unter anderem Bromelain, welches aus der Ananas gewonnen wird, sowie Papain, das in der Papaya zu finden ist. Auch Chymotrypsin sowie Trypsin gehören zu den Peptidasen.

Neben ihrer entzündungshemmenden Wirkung bekämpfen Peptidasen allem Anschein nach auch gezielt Viren. So konnte in einer Studie mit 192 Probanden festgestellt werden, dass eine Enzymtherapie genauso erfolgreich wie die Therapie mit Aciclovir, einem Virustatikum, bei der Behandlung von Gürtelrose ist. Die Teilnehmer der wissenschaftlichen Untersuchung wurden in zwei Gruppen unterteilt.

Dabei wurde eine Gruppe nach der klassischen schulmedizinischen Therapie behandelt, während die andere Gruppe mit einem Enzymkomplex aus 400 mg Papain, 160 g Chymotrypsin sowie 160 mg Trypsin therapiert wurde. 14 Tage später wurde eine Bestandsaufnahme mit einem überraschenden, aber entscheidenden Resultat durchgeführt:

Es gab keine signifikanten Unterschiede im Heilungsverlauf der Betroffenen der beiden Gruppen. Darüber hinaus war es bemerkenswert, dass bei der Enzym-Therapie keine Nebenwirkungen auftraten im Gegensatz zur Virustatikabgabe. Vielmehr konnte sich die Behandlung mit dem Enzym-Cocktail positiv auf verschiedene Körperfunktionen auswirken.

Quelle: Billigmann: "Enzyme therapy --an alternative in Treatment of Herpes Zoster. A controlled study of 192

Patents", Fortschritte der Medizin: "Enzymtherapie – eine
Alternative für die Behandlung von Herpes Zoster. Eine
kontrollierte Studie mit 192 Patienten", Februar 1995.

Kolloidales Silber

Die Gürtelrose kann sich als eine sehr schmerzhafte und
langwierige Erkrankung erweisen. Daher greifen viele
Betroffene neben der herkömmlichen schulmedizinischen
Behandlung gerne auf alternative Heilmittel wie kolloidales
Silber zurück. Es kann bei der Behandlung von Gürtelrose
sowohl innerlich als auch äußerlich Anwendung finden.

Kolloidales Silber wird auch Silberwasser genannt und wurde
in der Vergangenheit häufig als natürliches Antibiotikum
verwendet. Speziell im 19. Jahrhundert und auch Anfang des
20. Jahrhunderts spielte kolloidales Silber eine entscheidende
Rolle in der Medizin. Erst als Antibiotika eingeführt und
verbreitet wurden, verschwand es immer mehr von der
Bildfläche. Heute wiederum erfährt es eine wahre Renaissance.

In der alternativen Medizin kommt kolloidales Silber oft zum
Einsatz. Insbesondere bei Infektionen kann es das
Immunsystem dabei unterstützen, die Viren erfolgreich zu
bekämpfen. Zusätzlich kann das kolloidale Silber auch die
Regeneration der Hautpartien, die vom Ausschlag geplagt
werden, fördern.

Das Silberwasser kann zur Linderung der Beschwerden einer
Gürtelrose getrunken werden, aber zusätzlich auch zur
direkten Behandlung der geschundenen Hautpartien genutzt
werden. Empfehlenswert ist eine Kombination aus innerer und
äußerer Verwendung, damit das kolloidale Silber seine
Wirkung ideal entfalten kann.

Lysin

Lysin ist eine sehr wichtige Aminosäure, die speziell zur Bekämpfung und Eindämmung der auftretenden Schmerzen bei einer Gürtelrose für Abhilfe sorgen kann. Lysin kann als Nahrungsergänzungsmittel in Tabletten- beziehungsweise Kapselform eingenommen werden, wobei die genaue Medikation mit dem behandelnden Arzt abgestimmt werden sollte.

Bei Lysin, insbesondere L-Lysin, handelt es sich um eine proteinogene und somit essenzielle Aminosäure. Für den menschlichen Körper ist sie so wichtig, weil sie unter anderem zur Stärkung der Immunabwehr beiträgt. Menschen, die unter einem Lysinmangel leiden, verfügen häufig über ein gestörtes Immunsystem oder ein gehemmtes Wachstum. Die Einnahme von Lysin wirkt sich sehr positiv auf die Behandlung der Gürtelrose aus. Sie führt dazu, dass die Verwertung von Arginin durch die Erreger vermindert werden und somit ein Fortschreiten der Krankheit vermieden werden kann, denn Lysin verwendet dasselbe Transportsystem wie Arginin.

Wer während einer Gürtelrose-Erkrankung Arginin zu sich nimmt, beispielsweise durch den Verzehr von Getreideprodukten, sollte dem Körper unbedingt parallel dazu Lysin zuführen. Entsprechende Nahrungsergänzungsmittel können in der Apotheke oder in einem Drogeriemarkt gekauft werden. Die Einnahme von Lysin empfiehlt sich auch in Folge einer Gürtelrose, denn die Aminosäure fördert die Kollagen-Produktion und unterstützt den Proteinaufbau. Dies wiederum kommt der Regeneration der Haut zugute. Außerdem kann Lysin für ein verbessertes Hautbild sorgen, wenn raue Hautpartien und Hautirritationen nach dem charakteristischen Hautausschlag zurückbleiben.

Die Aminosäure spielt speziell bei der Bildung von
Antikörpern und Enzymen im menschlichen Organismus eine
wichtige Rolle. Durch die Einnahme von rund einem Gramm
Lysin dreimal täglich können die Schmerzen frühzeitig
abklingen. Die Aminosäure kann noch stärker wirken, wenn
während der Behandlung wenig Arginin konsumiert wird.
Arginin ist beispielsweise in Sojaprodukten, Nüssen,
Schokolade, Hafer, Samen und Vollkornprodukten enthalten.
Betroffene sollten den Verzehr dieser Lebensmittel
weitestgehend einschränken.

Sobald die Krankheit überstanden ist, sollte auf die Einnahme
von Lysin-Kapseln verzichtet werden, damit es nicht zu einem
Ungleichgewicht des Aminosäurenhaushalts kommt. Arginin
zählt genauso wie Lysin grundsätzlich zu den wichtigen
Aminosäuren. So nimmt Arginin beispielsweise einen positiven
Einfluss auf die Durchblutung, weil es für eine Erweiterung
der Blutgefäße sorgt. Doch während einer Infektion mit dem
Varicella-Zoster-Virus schlägt dieser positive Effekt ins
Negative um, denn die Viren verwenden die Aminosäure zur
Vermehrung und Ausbreitung. Deswegen sollten Menschen
mit einer Gürtelrose-Infektion wenig bis gar kein Arginin
aufnehmen, dafür aber verstärkt Lysin einnehmen. Das Lysin
wird von den Erregern in deren DNA aufgenommen,
wodurch das Wachstum gehemmt wird.

Sobald Betroffene die Erkrankung oder auch erste Symptome
einer Gürtelrose feststellen, sollte Lysin eingenommen werden.
Dabei bietet sich neben dem reinen Konsum von Lysin die
Einnahme von Zink und Vitamin C an, um eine optimale
Wirkung zu erzielen. Eine hohe Dosierung von Lysin kann
langfristig zu einer Verengung der Blutgefäße führen, weshalb
die Einnahme von Lysin-Präparaten immer mit einem Arzt
abgestimmt werden sollte. Dies gilt insbesondere für alle
Patienten, die unter starker Migräne oder einer Herz-Kreislauf-
Erkrankung leiden.

Lysin kann außerdem die Kalziumresorption fördern, deswegen sollte während einer Behandlung mit Lysin auf den Verzehr von Kalziumpräparaten verzichtet werden. Wer Lysin nicht als Nahrungsergänzungsmittel zu sich nehmen möchte, kann den Körper auch über eine Nahrungsumstellung mit der wertvollen Aminosäure versorgen. Hierzu bietet sich der Verzehr von lysinreichen Lebensmitteln wie Lachs, Kürbiskerne und Hühnerbrustfilet an. Auch Milch, Tofu und Hühnereier beinhalten viel Lysin. Mit einer entsprechend ausgerichteten und gesunden Ernährung können Betroffene selbst einen großen Beitrag zur erfolgreichen Behandlung der Gürtelrose leisten. Ein positiver Nebeneffekt: Die Aminosäure kann auch die Wahrscheinlichkeit einer Erkrankung an wiederkehrendem Herpes-Simplex reduzieren.

Die optimale Dosierung von Lysin lässt sich nicht pauschal festlegen, denn die richtige Dosierung hängt immer von der jeweiligen Konstitution der Betroffenen und der Schwere der Gürtelrose ab. Eine Eigenmedikation ist daher schwierig, weshalb die Dosierung unter ärztlicher Beratung erfolgen sollte.

Als Nahrungsergänzungsmittel kann Lysin in Kapselform in stationären Apotheken oder Online-Apotheken erworben werden, ein Rezept wird normalerweise nicht benötigt. Der durchschnittliche Tagesbedarf liegt bei 38 Milligramm L-Lysin pro Kilogramm Körpergewicht. Der menschliche Körper kann das L-Lysin problemlos verwerten. Achtung: Einige Präparate enthalten oftmals eine Mischung aus DL-Lysin und L-Lysin. Diese Nahrungsergänzungsmittel sind weniger effektiv bei der Bekämpfung der Gürtelrose. Zudem können bei einer Überdosierung von Lysin Nebenwirkungen wie Blutzuckerschwankungen oder eine beeinträchtigte Blutgerinnung auftreten.

Knoblauch

Knoblauch gilt als sehr gesund. So kann der Verzehr von Knoblauch dem Herz-Kreislauf-System guttun und die Vitalität stärken. Zudem kann es auch dazu beitragen, den Heilungsprozess bei der Gürtelrose zu beschleunigen. Das altbewährte und obendrein sehr preiswerte Hausmittel kann auch Infektionen vorbeugen und Schmerzen lindern.

Bei einer Infektion mit dem Herpes-Zoster-Virus kann Knoblauch hervorragend genutzt werden, um den Hautausschlag zu vermindern und diesen schneller abklingen zu lassen. Hierzu werden 5 bis 6 Knoblauchzehen zerdrückt und zu einer Paste verarbeitet, die anschließend auf den Hautausschlag aufgetragen wird. Die Paste sollte ca. 15 Minuten lang einwirken, bevor sie mit Wasser abgespült wird. Um den Hautausschlag spürbar schneller zu reduzieren, sollte diese Behandlung dreimal täglich erfolgen.

Propolistinktur

Propolis ist ein Kittharz der Bienen, das antioxidativ und antimikrobiell wirkt. Es kann außerdem die Heilung fördern und das Immunsystem stärken. Bei der Gürtelrose kann man eine Propolistinktur zur Bekämpfung des Hautausschlags einsetzen. Dazu wird der Ausschlag mit der Tinktur behutsam gewaschen. So kann verhindert werden, dass sich das Sekret von aufgeplatzten Bläschen weiter verteilt und der Ausschlag weiter ausbreitet.

Propolis wurde bereits in der Antike zur Wundversorgung und im Alten Ägypten zur Einbalsamierung verwendet. Es kann das Wachstum von Krankheitserregern hemmen und die Wundheilung fördern, denn es wirkt antientzündlich. Zudem kann sich Propolis positiv auf das Immunsystem auswirken und die körpereigenen Abwehrkräfte unterstützen.

Im Anschluss an die Behandlung des Ausschlags mit der Propolistinktur bietet sich als ideale Ergänzung die Verwendung einer Propolissalbe an.

Johanniskraut

Naturheilmittel können die schulmedizinische Behandlung einer Gürtelrose optimal unterstützen. Das Johanniskraut (Hypericum perforatem) ist ein pflanzliches Nervenmittel und das bekannteste unter den natürlichen Heilmitteln. Die Heilpflanze steht in einer engen Verbindung zum Licht.

Optisch erinnern die gelb glänzenden Blüten mit den beeindruckenden Staubfäden an kleine Sonnenräder. In zu hohen Dosen kann Johanniskraut die Lichtempfindlichkeit des Menschen erhöhen. Die Heilpflanze steht für Gleichgewicht und Stabilität, was an ihrem geradlinigen Wuchs erkennbar ist, und kann auch dem Menschen zu mehr Gleichgewicht und Stabilität verhelfen.

Als Tinktur (beispielsweise ALCEA oder CERES Hypericum) kann die Heilpflanze stimmungsaufhellend wirken sowie Schmerzen lindern. Eine sogenannte Urtinktur darf nur in geringen Mengen eingenommen werden, anfangs ca. ein bis drei Tropfen zwei- bis dreimal am Tag. Bevor Betroffene zu einer Urtinktur greifen, sollte allerdings ein Arzt konsultiert werden.

Sonnenhut (Echinacea purpurea)

Echinacea purpurea, besser bekannt als Sonnenhut, kann sich
als nützliche Heilpflanze zur naturheilkundlichen Behandlung
der Gürtelrose erweisen. Daher ist es empfehlenswert, eine
Tinktur zu verwenden, die Sonnenhut enthält. Damit kann das
körpereigene Abwehrsystem gekräftigt werden. Außerdem
kann Sonnenhut verhindern, dass sich die gefährlichen Viren
weiter ausbreiten. Zusätzlich kann der Hautausschlag in der
akuten Phase einer Gürtelrose gezielt mit einer Sonnenhut-
Tinktur behandelt werden, wodurch der Heilungsprozess
unterstützt werden kann. Klingen Hautausschlag und Bläschen
ab, kann die Haut durch diese Tinktur mit wichtigen
Nährstoffen versorgt werden.

Zaubernuss

Wenn sich die Gürtelrose bereits in der abklingenden Phase
befindet, die Bläschen aufgeplatzt sind und die Haut zu
verschorfen beginnt, kann Zaubernuss bei der Wundheilung
helfen. Neben der Wundheilung kann Hamamelis, wie
Zaubernuss in Fachkreisen genannt wird, auch einer
bakteriellen Infektion vorbeugen.

Zaubernuss wird in vielen Cremes und Salben verwendet. In
dieser Form kann auch der Hautausschlag einer Gürtelrose
ideal behandelt werden, da der aufkommende Juckreiz
gelindert werden kann. Zaubernuss wirkt zudem auch
Entzündungen entgegen. Nicht umsonst schworen bereits die
Ureinwohner Nordamerikas auf ihre heilenden Kräfte.

Wala Öl

Betroffene, welche die Gürtelrose auf natürlichem Wege
behandeln wollen und die Schmerzen reduzieren möchten,
können auch zu Wala Öl greifen. Das Öl wirkt in erster Linie
schmerzstillend und wird insbesondere bei Nervenschmerzen
eingesetzt.

Die wichtigste Komponente dieses Öls stellt eine
homöopathische Dilution von Eisenhut (Akonit) dar. Darüber
hinaus beinhaltet es die ätherischen Öle von Lavendel und
Campher, welche die Haut und die Nerven beruhigen können.

Bei offenen Verletzungen und Entzündungen wiederum sollte
das Wala Öl nicht genutzt werden – also nicht dann, wenn die
Bläschen schon aufgeplatzt sind. Sofern es nicht anders
vorgegeben und in der Packungsbeilage angegeben wird, kann
es einmal oder auch zweimal täglich angewendet werden.

Wala Öl kann optimal wirken und die Beschwerden der
Gürtelrose lindern, wenn es direkt auf die betroffenen
Hautpartien aufgetragen wird. Dazu werden die Hautstellen
mit zwei oder drei ml Öl eingerieben. Anschließend sollte die
Haut mit einem Wolltuch umhüllt werden, damit die
Inhaltsstoffe direkt in die Haut einziehen können.

Umschläge mit Naturjoghurt

Ein sehr einfaches und lang bewährtes Hausmittel zur
Behandlung des Hautausschlags, der bei einer Gürtelrose
auftritt, ist Naturjoghurt. Dabei wird der Naturjoghurt als
Umschlag um die geschundenen Hautpartien gelegt. Die
Naturjoghurt-Umschläge können für Betroffene eine sehr
wohltuende Wirkung entfalten, denn sie können die Haut
kühlen, die Schmerzen lindern und den Juckreiz reduzieren.

Naturjoghurt beinhaltet zahlreiche Mikronährstoffe, die gut für
die Haut sind. Hinzu kommt, dass Joghurt auch sehr gut

verträglich ist, sodass er selbst bei empfindlicher Haut
eingesetzt werden kann. Er gibt wertvolle Spurenelemente,
Mineralstoffe und Eiweiße, welche die Durchblutung und die
Revitalisierung der Haut fördern können, an die Haut ab.
Dank seiner cremigen Konsistenz kann er einfach verteilt
werden und er zieht überdies schnell in die Haut ein.

Naturjoghurt-Umschläge können sowohl bei
Kühlschranktemperatur als auch bei Zimmertemperatur
Verwendung finden. Alternativ zum Naturjoghurt kann auch
Quark genutzt werden.

Chili-Wickel

Der Juckreiz kann nicht nur durch Kälte, sondern auch durch
Wärme eingedämmt werden, wie Chili beweist. Ein Chili-
Wickel oder Chili-Pflaster kann den Juckreiz mit Wärme und
Schärfe merklich reduzieren. Zudem kann der Schmerz durch
diesen Wickel betäubt werden. Die Muskeln werden erwärmt
und Verspannungen lösen sich. Zusätzlich kann die
Durchblutung verbessert werden, was die körpereigenen
Heilungsvorgänge begünstigen kann.

Ein Chili-Wickel lässt sich ohne großen Aufwand herstellen.
Dafür wird nur ein Tuch benötigt, welches mit warmem
Wasser angefeuchtet wird. Anschließend wird Chili
hinaufgestreut und der Chili-Wickel direkt auf dem
Hautausschlag platziert. Der Wickel sollte einige Minuten lang
auf der betroffenen Körperpartie verweilen. In Apotheken
können Präparate mit Chili-Extrakt erworben werden,
beispielsweise Salben, die natürlich auch bei Gürtelrose
eingesetzt werden können.

Kein Alkohol oder Kaffee

Der Genuss von Alkohol schwächt das Immunsystem. Bei
einer Gürtelrose sollte daher unbedingt auf den Verzehr von
Alkohol verzichtet werden, denn Alkohol kann den
Krankheitsverlauf verschlimmern. Vor allem während der
Erkrankung sollten Betroffene auf eine gesunde Ernährung
und Lebensweise achten. Da ein geschwächtes Immunsystem
als Hauptauslöser einer Gürtelrose gilt, kann ein Verzicht auf
Alkohol auch grundsätzlich verhindern, dass es überhaupt zu
einem Ausbruch der Krankheit kommt.

Ist die Gürtelrose ausgebrochen, steht eine Stärkung des
Immunsystems im Vordergrund für jeden Betroffenen, was
mit einer gesunden Lebensweise gelingen kann. Dazu gehören
neben dem Verzicht auf Alkohol ausreichend Schlaf und eine
vitaminreiche sowie ballaststoffreiche Ernährung. Übrigens
wirkt sich nicht nur Alkohol, sondern auch Nikotin negativ auf
den Krankheitsverlauf aus. Betroffene sollten beide
Substanzen vermeiden, wenn sie möchten, dass die Krankheit
schnell und vollkommen abklingt.

Eine Gürtelrose wird mit antiviralen und schmerzlindernden
Medikamenten durch einen Arzt behandeln. Alkoholgenuss
kann die medikamentöse Therapie und somit die Heilung
negativ beeinträchtigen, denn Alkohol kann die Wirksamkeit
verschiedener Medikamente verringern oder auch verändern.
Wechselwirkungen und Nebenwirkungen können auftreten,
weshalb der Konsum von Alkohol bei Gürtelrose schlichtweg
ein Tabu ist. Kaffee ist noch immer das beliebteste Getränk
der Deutschen, doch bei Gürtelrose sollte das Heißgetränk
nicht mehr konsumiert werden. Denn Kaffee enthält
bekanntlich Koffein, das den Kreislauf in Schwung bringt
indem es die Herzfrequenz steigert. Dies wiederum führt bei

einer Gürtelrose zu einer Verschlimmerung des Herpes Zoster. Ein erhöhter Herzschlag und Aufregung beeinträchtigen sofort das Immunsystem und wenn es schwächelt, breiten sich die Varizella-Zoster-Viren stark aus. Dadurch kann die akute Erkrankung verschlimmert werden oder gar eine Folgeinfektionen drohen.

Campher- und Eisenhutöl

Zur äußeren Behandlung der Haut können Campher- oder Eisenhutöl eingesetzt werden. Die pflanzlichen Heilmittel besitzen eine schmerzstillende Wirkung. Der Blaue Eisenhut (Aconitum napellus) ist eigentlich sehr giftig. Um sie als homöopathische Arznei zu verwenden, wird die Pflanze samt der Wurzel in der Blütezeit gesammelt und verarbeitet.

In der Regel wird die Verwendung von Eisenhutöl nur im Anfangsstadium einer Gürtelrose empfohlen. Bildet sich Eiter und tritt dieser aus den Bläschen aus, sollte das Öl abgesetzt werden. Nur stark verdünnte homöopathische Mittel und Salben, die Eisenhut beinhalten, sind rezeptfrei erhältlich. Alle anderen Aconitum-Arten sind aufgrund der schweren Dosierbarkeit heute verschreibungspflichtig.

Campheröl ist ein hochwirksames ätherisches Öl, welches häufig auch bei Atemwegserkrankungen und Erkältungen zur Linderung der Beschwerden eingesetzt wird. Es wird sehr oft in Cremes und Lotionen verwendet. Bei einer Herpes-Zoster-Infektion kann es die Schmerzen stillen, aber auch dank seiner mikrobiellen Eigenschaften den Ausschlag reduzieren und die Regeneration sowie den Schutz der Haut unterstützen.

Reinigung mit Apfelessig

Die Herpes-Zoster-Viren sind äußerst aktiv und streben stets
danach sich zu vermehren und auszubreiten. Da auch die
aufplatzenden Bläschen sehr infektiös sind, empfiehlt es sich
die Haut beziehungsweise den Ausschlag mit Apfelessig zu
reinigen. Alle vom Hautausschlag befallen Körperpartien
sollten mehrmals täglich behutsam mit Essigwasser gesäubert
werden, wodurch eine Ausbreitung vermieden werden kann.
Gleichzeitig bewirkt das Essigwasser, dass sich die Hautporen
öffnen und die Giftstoffe aus der Haut austreten. Durch die
Reinigung mit Apfelessig werden die Giftstoffe direkt entfernt.
Apfelessig kann auch eine Dehydrierung der Haut verhindern.
Dies ist wichtig, da trockene Haut häufig einreißt. In diesen
Hautrissen können sich Bakterien einnisten, die wiederum
Infektionen auslösen können.

Sanddorn-Extrakt

Vitamin C ist besonders wichtig zur Stärkung des
Immunsystems. Neben der Ernährung kann der Körper auch
von außen mit Vitamin C versorgt werden. Hierzu bietet sich
Sanddorn-Extrakt an, da es einen sehr hohen Vitamin-C-
Gehalt hat. Das Sanddorn Extrakt kann fertig gekauft werden
und alle befallenen Hautpartien können damit direkt behandelt
werden.

Hautareale können damit vorsichtig abgetupft werden. Sanddorn
Extrakt wird durch eine Extraktion von Sanddornfrüchten
gewonnen. In diesen Früchten steckt viel Gutes für den
menschlichen Körper und speziell für die Haut, denn
Sanddorn ist reich an wichtigen Inhaltsstoffen wie Vitamin C,
Vitamin B1, Vitamin B6 und Vitamin B12. Außerdem

beinhalten die Früchte Beta-Karotin, Kalzium sowie verschiedene elementare Mineralien. All dies kann dem Körper zugeführt werden, wenn Sanddornextrakt verwendet wird.

Durch die Verwendung des Extrakts können die körpereigenen Abwehrkräfte im Einsatz gegen die Viren enorm unterstützt werden. Doch es kann nicht nur das Immunsystem fördern, sondern auch regenerierend, ausgleichend und reizlindernd auf die vom Ausschlag geplagte Haut wirken.

Alternativ zum Extrakt kann auch eine Sanddornpaste verwendet werden, die sich aus den frischen Beeren zubereiten lässt. Die Paste kann die Haut kühlen und beruhigen, was als sehr angenehm empfunden werden kann. Darüber hinaus kann Sanddornextrakt auch als Nahrungsergänzungsmittel eingenommen werden, wobei es häufig in Kapselform verabreicht wird.

Kräuterumschläge

(Blutwurz, Heidelbeere, Kriechender Günsel, Blut Weiderich)

Bei einer akuten Gürtelrose wird die Haut durch den Ausschlag enorm in Mitleidenschaft gezogen. Lauwarme Kräuterumschläge können den Heilungsverlauf beschleunigen. In den Kräutern sind viele verschiedene Nährstoffe enthalten, mit welchen die Haut optimal versorgt und der Regenerationsprozess unterstützt werden kann.

Darüber hinaus können Kräuterumschläge auch einer möglichen bakteriellen Infektion vorbeugen. Blutwurz, Kriechender Günsel, Heidelbeere oder auch der Blut-Weiderich eignen sich hervorragend dazu, um den Ausschlag einer Gürtelrose zu behandeln. Insbesondere die in den

Kräutern enthaltenen Gerbstoffe können die Wundheilung positiv beeinflussen, denn sie sind entzündungshemmend.

Speziell Blutwurz besitzt eine entzündungshemmende und austrocknende Wirkung, was sich insbesondere bei der Linderung des Hautausschlags bemerkbar macht. Zudem kann es auch das Wachstum von Keimen und Bakterien hemmen.

Heidelbeeren sind dank ihrer vielen Antioxidantien hervorragend für die Hautpflege geeignet. Die kleinen blauen Beeren können die Haut ideal revitalisieren, was insbesondere bei einer kräftezehrenden Gürtelrose ausschlaggebend ist.

Die Inhaltsstoffe des Kriechenden Günsel können klärend und reinigend auf die Haut wirken. Darüber hinaus fördern sie die Wundheilung und lindern Entzündungen. Dank seiner erlesenen Bestandteile und der pflegenden Eigenschaften wird der Kriechende Günsel häufig auch in Kosmetikprodukten verwendet.

Der Blutweiderich gehört zu den kaum beachteten Heilpflanzen, obwohl er über eine bunte Vielfalt an heilenden Kräften verfügt. Er kann die Wundheilung fördern, den Juckreiz lindern, Hautentzündungen reduzieren und antibakteriell wirken.

Aufgrund der vielen besonderen Eigenschaften der einzelnen Heilkräuter sind die Kräuterumschläge in Kombination ein hervorragendes natürliches Heilmittel bei einer Gürtelrose.

Clematis recta

Clematis recta – besser bekannt als die Aufrechte Waldrebe – kann schmerzstillend und kühlend wirken und wird den Hahnenfußgewächsen zugeordnet. Gewonnen wird diese homöopathische Arznei aus den Stängeln mit Blättern und Blüten, die zu Beginn der Blüte geerntet werden.

Clematis recta kann vor allem gegen einen nässenden und juckenden Hautausschlag – nicht nur bedingt durch eine Gürtelrose – eingesetzt werden. Sofern keine Allergien vorliegen, sind bis dato keine Nebenwirkungen bekannt. Die Pflanze ist allgemein sehr gut verträglich, daher kann sie sogar von Kindern, Schwangeren oder auch stillenden Frauen eingenommen werden. Die Einnahme sollte natürlich immer in Abstimmung mit dem behandelnden Arzt erfolgen.

Clematis recta gibt es in verschiedenen Darreichungsformen als Tabletten, Kapseln, Tropfen oder Globuli. Die Dosierung und Behandlungsdauer sind abhängig vom jeweiligen Präparat, vom Krankheitsbild und von der Schwere der Krankheit.

Gürtelrose besprechen lassen

D as Besprechen von verschiedenen Krankheiten ist eine der ältesten Heilmethoden überhaupt. Auch bei der äußerst schmerzhaften Gürtelrose kann das Besprechen oftmals schon nach wenigen Tagen erste Erfolge und ein Abklingen der Erkrankung erzielen. Je früher die Gürtelrose besprochen wird, desto schneller kann die positive Wirkung einsetzen. Vor allem wenn die Gürtelrose im Frühstadium besprochen wird, reichen oft wenige Sitzungen. Auf diese Weise kann die Gürtelrose direkt alternativ behandelt werden und somit frühzeitig verhindert werden, dass es zu einer starken Ausbreitung der Viren kommt.

Grundsätzlich kann das Besprechen einer Gürtelrose alle typischen Herpes-Zoster-Symptome lindern. Neben dem eigentlichen Rosenausschlag können Hautbrennen, Juckreiz, Abgeschlagenheit, Taubheitsgefühl, Schlafstörungen sowie Kopfschmerzen durch das Besprechen reduziert werden.

Befindet sich die Herpes-Zoster-Infektion noch in der akuten Phase, kann der Ausschlag binnen eines Tages nachdem die Gürtelrose besprochen wurde zurückgehen. Weitere Effloreszenzen entstehen nicht. Alle bereits vorhandenen Sekretbläschen trocknen ein. Schon während des Besprechens kann der mit einer Gürtelrose verbundene Schmerz spürbar gelindert werden. Wird sie rechtzeitig besprochen, kann sogar eine Narbenbildung oder eine Post-Zoster-Neuralgie verhindert werden. Das Besprechen der Gürtelrose kann insgesamt zu einem schnelleren und abgeschwächten Krankheitsverlauf führen. Betroffene, welche die Gürtelrose besprechen lassen, berichten oft, dass auch Schlafschwierigkeiten ausgeräumt werden konnten.

Betroffene sollten gegenüber dem Besprechen und natürlich auch dem Besprecher aufgeschlossen sein. Oftmals führen

Heilpraktiker die Besprechung einer Gürtelrose durch,
allerdings dies weder Voraussetzung noch Qualitätsmerkmal.
Der Heiler, der die Gürtelrose bespricht, muss kein
Heilpraktiker sein.

Grundsätzlich treten beim Besprechen einer Gürtelrose keine
Nebenwirkungen auf. Allerdings kann es sein, dass sich die
Symptome nach der ersten oder zweiten Sitzung kurzzeitig
verstärken, bevor sie abklingen. Dies ist vergleichbar mit der
Homöopathie. Auch hier kann es kurzzeitig dazu kommen,
dass das richtige Heilmittel zwischenzeitlich die Symptome
aufwühlt.

Das Besprechen kann dazu führen, dass Betroffene sich besser
entspannen können. Es ist also möglich, dass sie sich
vorübergehend besonders müde fühlen und das
Schlafbedürfnis ansteigt. Darüber hinaus ist das Besprechen
der Herpes-Zoster-Infektion jedoch komplett harmlos und
risikofrei.

Vertrauen ist beim Besprechen von Krankheiten elementar.
Patienten müssen sich beim Heiler gut aufgehoben fühlen.
Passt es auf zwischenmenschlicher Ebene nicht, dann sollte
der Besprecher gewechselt werden.

Viele Patienten klagen nach der ersten Besprechung über
Müdigkeit und fühlen sich gleichzeitig wohlig erschöpft. Denn
das Besprechen wirkt auf zahlreiche Patienten beruhigend.
Dabei werden Betroffene von Stress und Ballast befreit, beides
Faktoren, die häufig als Auslöser der Gürtelrose auftreten. Die
mit der Herpes-Zoster-Infektion verbundenen starken
Schmerzen können zu einer enormen psychischen Belastung
werden. Dem kann das Besprechen entgegenwirken, denn
Körper und Geist können dadurch wieder aufgerichtet
werden. Betroffene verspüren wieder mehr Lebensfreude und
Antrieb – sie gewinnen Lebensqualität zurück.

Personen, die eine Gürtelrose besprechen lassen möchten, müssen keine besonderen Voraussetzungen erfüllen. Auch die eigene Konstitution und der allgemeine Gesundheitszustand spielen hierbei keine Rolle. Allerdings sollten starke Reize und Stress vermieden werden und die Hoffnung auf Besserung und Heilung von der Erkrankung sollte ein steter Begleiter während der Behandlung sein. Bereits kleine Erfolge sollten Wertschätzung erfahren. Stille Gebete können zur Heilung beitragen und das Besprechen sowie die klassische Therapie optimal ergänzen.

Schlagen Schmerzmittel und alternative Heilmittel nicht an, kann bei eintretenden Schmerzen Ablenkung helfen. Wer sich mit einer freudigen Beschäftigung befasst und sich neu fokussiert, kann den Schmerz einfach vergessen.

Ein guter Besprecher muss die Gabe dafür besitzen. Für Laien ist es allerdings schwierig zu erkennen, ob es sich tatsächlich um einen begabten Heiler handelt. Doch es gibt einige Kriterien, die Aufschluss darüber geben können. So sollte ein Heiler bodenständig und authentisch sein. Er sollte auf die Patienten zugehen, sich ihnen zu wenden und ihnen das Gefühl vermitteln, dass sie gut bei ihm aufgehoben sind. Während dem Besprechen der Gürtelrose strahlt der Heiler Demut, Ruhe und Sicherheit aus und wirkt beruhigend auf den Patienten. Betroffene wiederum sollten gerne und zuversichtlich zum Heiler gehen. Jede Sitzung sollte sie positiv stimmen, sodass sie sich auf sie freuen. Den typischen Besprecher oder Heiler gibt es übrigens nicht. Wer einen Besprecher sucht, kann sich zunächst bei seinem Arzt erkundigen.

Wie zeichnet sich das traditionelle Besprechen einer
Gürtelrose aus?

F ür das Besprechen gibt es keinen festen Ablauf.
Traditionell gab es in jedem Dorf einen Heiler, der
Krankheiten besprochen hat. Bezahlt wurde der Heiler
zumeist mit Naturalien. Besprecher wählten einen Nachfolger
aus und gaben ihr Wissen ausschließlich an diesen weiter –
natürlich nur dann, wenn er auch über die sogenannte Gabe
verfügte. Die Besprechsprüche durften nicht ausgesprochen
werden, sie waren streng geheim.

Das Besprechen der Erkrankung Gürtelrose wird heute
sowohl in der traditionellen Form als auch in einer modernen
Ausprägung durchgeführt. Dabei hängt die Art und Weise
immer auch vom Heiler selbst ab, von seiner Einstellung,
seinem Wissen, seiner Gabe, seinem Wesen und seinem
Können. Betroffene sollten den Besprecher immer mit
Bedacht aussuchen. Entscheidend für das erfolgreiche
Besprechen einer Gürtelrose ist der Glaube des Patienten und
nicht zuletzt auch die Verbindung zwischen dem Betroffenen
und dem Besprecher.

Die besten Hausmittel für ein starkes Immunsystem

Ein starkes Immunsystem ist die beste Verteidigung gegen Infektionen, Viren und andere Krankheiten. Besonders in Zeiten, in denen Erkältungen, Grippewellen oder andere gesundheitliche Herausforderungen häufig auftreten, ist es wichtig, dem Körper die richtigen Nährstoffe und Unterstützung zu geben. Während viele Menschen zu Medikamenten greifen, gibt es eine Vielzahl natürlicher Hausmittel, die das Immunsystem stärken und die allgemeine Gesundheit fördern können. In diesem Artikel werden bewährte Hausmittel vorgestellt, die helfen, das Immunsystem auf natürliche Weise zu unterstützen.

1. Gesunde Ernährung als Basis der Immunstärkung

Die Ernährung spielt eine entscheidende Rolle für die Stärkung des Immunsystems. Eine ausgewogene Ernährung, die reich an Vitaminen, Mineralstoffen und Antioxidantien ist, hilft dem Körper, sich gegen Krankheitserreger zu wehren.

- **Vitamin C**: Bekannt als eines der wichtigsten Vitamine für das Immunsystem, findet sich Vitamin C in Zitrusfrüchten, Paprika, Brokkoli und Sanddorn. Es hilft, freie Radikale zu neutralisieren und Infektionen vorzubeugen.

- **Zink**: Ein essenzielles Spurenelement, das für die Immunabwehr unerlässlich ist. Zinkreiche Lebensmittel sind Kürbiskerne, Haferflocken, Linsen und Nüsse.

- **Vitamin D**: Ein starkes Immunsystem braucht ausreichend Vitamin D. Dieses kann durch Sonnenlicht produziert oder durch Lebensmittel wie Fisch, Eier und Pilze aufgenommen werden.

- **Antioxidantien**: Diese wirken entzündungshemmend
  und unterstützen die Zellen. Lebensmittel wie
  Heidelbeeren, Grüner Tee, Ingwer und Kurkuma sind
  wahre Kraftpakete.

2. Natürliche Hausmittel zur Immunstärkung

Neben einer gesunden Ernährung gibt es zahlreiche
altbewährte Hausmittel, die das Immunsystem stärken können.

- **Ingwertee**: Ingwer wirkt antibakteriell und
  entzündungshemmend. Ein Tee aus frischem Ingwer
  mit Zitrone und Honig unterstützt das Immunsystem
  und hilft bei ersten Erkältungsanzeichen.

- **Kurkuma-Milch**: Kurkuma enthält den Wirkstoff
  Curcumin, der stark antioxidativ wirkt. Eine "Goldene
  Milch" aus warmer Milch, Kurkuma, Ingwer und
  Honig ist ein ideales Getränk für die Immunabwehr.

- **Knoblauch**: Knoblauch besitzt starke antivirale und
  antibakterielle Eigenschaften. Der regelmäßige Verzehr
  von rohem Knoblauch kann helfen, Infektionen
  abzuwehren.

- **Propolis**: Das Bienenharz hat eine starke antivirale
  Wirkung und kann als Tinktur oder Spray zur
  Vorbeugung von Infektionen eingenommen werden.

3. Darmgesundheit als Schlüssel zur Immunabwehr

Ein großer Teil des Immunsystems sitzt im Darm. Eine
gesunde Darmflora ist daher essenziell für eine starke
Immunabwehr.

- **Probiotische Lebensmittel**: Joghurt, Sauerkraut,
  Kimchi und Kefir enthalten gesunde Bakterien, die das
  Mikrobiom im Darm unterstützen.

- **Ballaststoffe**: Vollkornprodukte, Leinsamen und Chiasamen fördern eine gesunde Verdauung und unterstützen das Immunsystem.

- **Wasserkefir**: Ein selbstgemachter Wasserkefir kann das Immunsystem durch eine hohe Anzahl an probiotischen Kulturen stärken.

4. Bewegung und frische Luft

Körperliche Aktivität und frische Luft tragen maßgeblich zur Immunstärkung bei. Regelmäßige Bewegung unterstützt die Durchblutung und aktiviert die Abwehrkräfte.

- **Spazierengehen an der frischen Luft**: Sonnenlicht sorgt für eine natürliche Vitamin-D-Produktion.

- **Moderater Sport**: Yoga, Schwimmen oder Radfahren sind ideal, um das Immunsystem langfristig zu stärken.

- **Sauna und Wechselduschen**: Wechselnde Temperaturen trainieren die Abwehrkräfte und stärken die Widerstandsfähigkeit des Körpers.

5. Stressreduktion für ein starkes Immunsystem

Dauerhafter Stress schwächt das Immunsystem und macht den Körper anfällig für Infektionen.

- **Meditation und Atemübungen**: Tägliche Meditationspraxis oder bewusste Atemübungen helfen, den Stresslevel zu senken.

- **Schlafhygiene**: Ein gesunder Schlaf von mindestens 7-8 Stunden pro Nacht ist essenziell für eine starke Immunabwehr.

- **Entspannende Tee-Sorten**: Kamille, Lavendel und Melisse helfen, den Körper zu beruhigen und Stress abzubauen.

6. Bewährte Hausmittel bei ersten Anzeichen einer Erkältung

Falls sich trotz aller Vorbeugung eine Erkältung ankündigt, gibt es einige bewährte Hausmittel, die den Verlauf positiv beeinflussen können.

- **Hustensaft aus Zwiebeln und Honig**: Dieser natürliche Hustensaft wirkt antibakteriell und beruhigt die Schleimhäute.

- **Meerrettich als natürliches Antibiotikum**: Meerrettich hat eine antivirale Wirkung und kann als Tinktur oder frisch gerieben eingenommen werden.

- **Erkältungsbad mit ätherischen Ölen**: Ein warmes Bad mit Eukalyptus-, Thymian- oder Pfefferminzöl kann die Atemwege befreien und den Körper erwärmen.

Alternative Methoden zur Linderung chronischer Schmerzen

C hronische Schmerzen können den Alltag stark beeinträchtigen und die Lebensqualität erheblich mindern. Viele Menschen greifen dauerhaft zu Schmerzmitteln, doch diese bringen oft Nebenwirkungen mit sich und behandeln lediglich die Symptome, nicht die Ursachen. Natürliche Schmerztherapien können eine wirksame und nachhaltige Alternative sein, um Schmerzen zu lindern und den Körper auf natürliche Weise zu unterstützen. In diesem Artikel werden bewährte alternative Methoden zur Schmerzbehandlung vorgestellt.

1. Die Rolle der Ernährung bei chronischen Schmerzen

Eine entzündungshemmende Ernährung kann helfen, Schmerzen zu reduzieren und das allgemeine Wohlbefinden zu verbessern. Bestimmte Lebensmittel wirken entzündungshemmend und unterstützen den Körper dabei, Schmerzen auf natürliche Weise zu bekämpfen.

- **Omega-3-Fettsäuren**: Enthalten in fettem Fisch (Lachs, Makrele), Leinöl und Walnüssen. Sie helfen, Entzündungen zu reduzieren.

- **Kurkuma**: Der enthaltene Wirkstoff Curcumin hat starke entzündungshemmende Eigenschaften und kann bei Gelenkschmerzen helfen.

- **Ingwer**: Wirkt schmerzlindernd und kann bei rheumatischen Beschwerden hilfreich sein.

- **Dunkle Beeren (Blaubeeren, Himbeeren, Brombeeren)**: Sie enthalten viele Antioxidantien, die entzündungshemmend wirken.

- **Grünes Blattgemüse**: Spinat, Grünkohl und Brokkoli sind reich an Antioxidantien und sekundären Pflanzenstoffen, die Schmerzen lindern können.

2. Pflanzliche Heilmittel gegen Schmerzen

Viele Pflanzen besitzen natürliche Wirkstoffe, die Schmerzen lindern können.

- **Weidenrinde**: Enthält Salicin, das ähnlich wie Aspirin wirkt und Kopfschmerzen sowie Gelenkschmerzen lindern kann.

- **Teufelskralle**: Besonders wirksam bei rheumatischen Beschwerden und Arthrose.

- **Johanniskraut**: Bekannt für seine stimmungsaufhellende Wirkung, kann es auch bei Nervenschmerzen helfen.

- **CBD-Öl**: Cannabidiol hat eine entspannende und entzündungshemmende Wirkung und kann Schmerzen auf natürliche Weise reduzieren.

3. Akupunktur und Akupressur

Akupunktur hat sich seit Jahrhunderten in der traditionellen chinesischen Medizin bewährt. Durch das Setzen von Nadeln an bestimmten Punkten des Körpers wird der Energiefluss reguliert und Schmerzen gelindert.

- **Akupunktur hilft besonders bei:**
    - Chronischen Rückenschmerzen
    - Migräne
    - Gelenkbeschwerden
    - Neuropathischen Schmerzen

Eine sanftere Alternative ist die **Akupressur**, bei der bestimmte Schmerzpunkte durch Druck stimuliert werden.

4. Bewegung als natürliche Schmerztherapie

Regelmäßige Bewegung kann dabei helfen, Verspannungen zu lösen und Schmerzen langfristig zu reduzieren. Besonders sanfte Bewegungsformen sind empfehlenswert:

- **Yoga**: Dehnt die Muskeln, verbessert die Durchblutung und löst Verspannungen.

- **Tai Chi und Qigong**: Sanfte Bewegungsformen, die Stress abbauen und die Körperwahrnehmung verbessern.

- **Wassergymnastik**: Schonende Bewegungen im Wasser entlasten die Gelenke und lindern Schmerzen.

- **Spaziergänge an der frischen Luft**: Bewegung an der frischen Luft steigert das Wohlbefinden und kann muskuläre Schmerzen lindern.

5. Entspannungstechniken gegen Schmerzen

Stress kann chronische Schmerzen verstärken. Entspannungstechniken helfen, den Körper in einen Ruhezustand zu versetzen und Schmerzen zu lindern.

- **Meditation und Achtsamkeit**: Regelmäßige Meditation kann helfen, Schmerzen bewusster wahrzunehmen und besser damit umzugehen.

- **Progressive Muskelentspannung nach Jacobson**: Eine bewährte Methode, um Verspannungen zu lösen.

- **Atemübungen**: Tiefe Bauchatmung kann helfen, Schmerzen zu reduzieren und den Körper zu entspannen.

- **Wärme- und Kältetherapie**: Wärme entspannt die Muskeln, Kälte wirkt entzündungshemmend.

6. Hausmittel zur natürlichen Schmerztherapie

Neben Ernährung und Bewegung gibt es einfache Hausmittel, die Schmerzen lindern können.

- **Leinsamen-Wickel**: Kann helfen, Entzündungen zu reduzieren.

- **Apfelessig**: Eine Mischung aus Apfelessig und Wasser kann äußerlich aufgetragen Muskelverspannungen lindern.

- **Honig und Zimt**: Eine Kombination, die entzündungshemmend wirkt.

- **Bienenwachsauflagen**: Besonders hilfreich bei Gelenkschmerzen und rheumatischen Beschwerden.

7. Schlaf und Regeneration

Schlechter Schlaf kann Schmerzen verstärken. Eine gute Schlafhygiene ist daher essenziell.

- **Lavendel**: Lavendelöl kann beruhigend wirken und die Schlafqualität verbessern.

- **Magnesium**: Unterstützt die Muskeln und kann Krämpfe sowie Verspannungen verhindern.

- **Melatonin**: Natürliches Schlafhormon, das hilft, den Schlaf-Wach-Rhythmus zu regulieren.

Stressfrei leben

S tress ist eine der größten Herausforderungen unserer Zeit. Dauerhafte Belastung und Anspannung können das Immunsystem schwächen und den Körper anfällig für Krankheiten machen. Doch mit der richtigen Lebensweise und gezielten Maßnahmen kann man nicht nur den Stress reduzieren, sondern gleichzeitig auch die eigene Abwehrkraft stärken. In diesem Artikel erfährst du, wie du mit einfachen Methoden ein stressfreieres Leben führen kannst und dein Immunsystem optimal unterstützt.

1. Warum Stress das Immunsystem schwächt

Stress aktiviert das körpereigene Alarmsystem und führt dazu, dass vermehrt Stresshormone wie Cortisol und Adrenalin ausgeschüttet werden. Während kurzfristiger Stress eine nützliche Reaktion des Körpers ist, kann dauerhafter Stress schwerwiegende Folgen haben:

- **Erhöhter Cortisolspiegel** hemmt die Produktion von Immunzellen.

- **Chronische Entzündungen** entstehen durch eine geschwächte Abwehr.

- **Oxidativer Stress** fördert Zellschäden und beschleunigt den Alterungsprozess.

- **Verdauungsprobleme**: Stress beeinflusst die Darmflora, die eine wichtige Rolle für die Immunabwehr spielt.

- **Schlechter Schlaf** reduziert die Regeneration und macht den Körper anfälliger für Infektionen.

2. Die richtige Ernährung für ein starkes Immunsystem

Eine ausgewogene Ernährung kann helfen, den Körper widerstandsfähiger gegen Stress zu machen und die Immunabwehr zu stärken.

- **Vitamin C:** Enthalten in Zitrusfrüchten, Paprika und Sanddorn. Hilft, das Immunsystem zu stärken und Stressfolgen zu reduzieren.

- **Vitamin D:** Wichtig für eine starke Abwehr und kann durch Sonnenlicht oder Lebensmittel wie Fisch und Eier aufgenommen werden.

- **Magnesium:** Natürlicher Entspannungshelfer, der in Bananen, Nüssen und Vollkornprodukten steckt.

- **Omega-3-Fettsäuren:** Reduzieren Entzündungen und stärken das Nervensystem. Gute Quellen sind Leinöl, Chiasamen und fetter Fisch.

- **Fermentierte Lebensmittel:** Joghurt, Sauerkraut und Kefir fördern eine gesunde Darmflora, die das Immunsystem unterstützt.

3. Entspannungstechniken gegen Stress

Regelmäßige Entspannung hilft, den Stresslevel zu senken und das Immunsystem in Balance zu halten.

- **Atemübungen:** Tiefe Bauchatmung aktiviert den Parasympathikus und reduziert Stresshormone.

- **Meditation:** Bereits 10 Minuten am Tag können helfen, den Geist zu beruhigen und das Immunsystem zu stärken.

- **Yoga:** Sanfte Bewegungen und Dehnübungen entspannen Muskeln und beruhigen den Geist.

- **Progressive Muskelentspannung:** Durch gezieltes An- und Entspannen der Muskeln lässt sich Stress abbauen.

- **Musiktherapie:** Entspannende Musik kann die Herzfrequenz senken und das Nervensystem positiv beeinflussen.

4. Bewegung als natürlicher Stresskiller

Körperliche Aktivität hilft, Stresshormone abzubauen und gleichzeitig das Immunsystem zu stärken.

- **Spazierengehen in der Natur:** Frische Luft und Tageslicht fördern die Vitamin-D-Produktion und beruhigen das Nervensystem.

- **Leichte Kraftübungen:** Stärken die Muskulatur und helfen, Verspannungen abzubauen.

- **Schwimmen oder Radfahren:** Sanfte Sportarten unterstützen die Durchblutung und verbessern das Wohlbefinden.

- **Tanzen:** Eine spaßige und effektive Methode, um Glückshormone freizusetzen und Stress abzubauen.

5. Gesunder Schlaf als Immun-Booster

Schlaf ist essenziell für die Regeneration und eine starke Abwehrkraft.

- **Schlafrhythmus einhalten:** Jeden Tag zur gleichen Zeit schlafen gehen und aufstehen.

- **Bildschirmzeit reduzieren:** Blaulicht hemmt die Produktion von Melatonin, dem Schlafhormon.

- **Natürliche Schlafhelfer nutzen:** Lavendel, Kamillentee oder Magnesium können für bessere Entspannung sorgen.

- **Schlafumgebung optimieren:** Dunkler, ruhiger und kühler Raum fördert tiefen Schlaf.

6. Heilkräuter zur Stressbewältigung

Es gibt zahlreiche pflanzliche Helfer, die bei Stressabbau und Immunstärkung unterstützen.

- **Ashwagandha:** Adaptogen, das den Cortisolspiegel senkt und Stressresistenz erhöht.

- **Baldrian und Hopfen:** Fördern Entspannung und besseren Schlaf.

- **Melisse:** Beruhigt das Nervensystem und wirkt angstlindernd.

- **Johanniskraut:** Hilft bei Stimmungsschwankungen und kann das Wohlbefinden steigern.

- **Ginseng:** Unterstützt das Immunsystem und hilft, Erschöpfung zu bekämpfen.

7. Soziale Kontakte und Dankbarkeit

Gute soziale Beziehungen stärken nachweislich das Immunsystem und helfen, Stress abzubauen.

- **Zeit mit Familie und Freunden verbringen:** Gemeinsame Erlebnisse fördern die Ausschüttung von Glückshormonen.

- **Dankbarkeit praktizieren:** Täglich drei Dinge aufschreiben, für die man dankbar ist – das reduziert Stress und fördert positives Denken.

- **Lachen nicht vergessen:** Lachen setzt Endorphine frei und wirkt wie ein natürliches Beruhigungsmittel.

8. Handy-Detox: Digitaler Stress vermeiden

Ständige Erreichbarkeit und übermäßiger Medienkonsum können Stress verstärken.

- **Bildschirmfreie Zeiten einplanen:** Besonders vor dem Schlafengehen auf digitale Medien verzichten.

- **Bewusst konsumieren:** Nachrichten und Social Media bewusst dosieren, um negative Reize zu reduzieren.

- **Offline-Zeiten genießen:** Mehr Zeit mit echten Erlebnissen verbringen, statt ständig aufs Smartphone zu schauen.

Die Rolle von Nikotin und Alkohol bei Gürtelrose

Gürtelrose (Herpes Zoster) ist eine unangenehme und oft schmerzhafte Viruserkrankung, die durch das Varizella-Zoster-Virus verursacht wird. Dieses Virus bleibt nach einer Windpockenerkrankung im Körper und kann Jahre oder Jahrzehnte später reaktiviert werden. Viele Faktoren können den Ausbruch der Gürtelrose begünstigen, darunter Stress, ein geschwächtes Immunsystem, ungesunde Ernährung und ein schlechter Lebensstil. Doch besonders der Konsum von Nikotin und Alkohol kann den Krankheitsverlauf erheblich beeinflussen. In diesem Artikel wird erläutert, welche Auswirkungen diese Substanzen auf das Immunsystem haben und warum sie die Heilung von Gürtelrose verzögern oder sogar verschlimmern können.

1. Nikotin: Wie Rauchen das Immunsystem schwächt

Rauchen ist einer der größten Risikofaktoren für zahlreiche Erkrankungen. Es ist allgemein bekannt, dass Nikotin das Herz-Kreislauf-System belastet, das Krebsrisiko erhöht und Atemwegserkrankungen begünstigt. Doch wie genau beeinflusst es das Immunsystem und den Verlauf einer Gürtelrose?

a) Nikotin unterdrückt das Immunsystem

Nikotin hat eine immunsuppressive Wirkung, was bedeutet, dass es die körpereigene Abwehr schwächt. Das Immunsystem ist jedoch essenziell, um eine Gürtelrose schnell abklingen zu lassen. Wenn die Immunreaktion durch Nikotin gehemmt wird, kann sich das Varizella-Zoster-Virus leichter vermehren und die Symptome verschlimmern.

b) Verzögerte Wundheilung und Hautschäden

Eine der auffälligsten Symptome der Gürtelrose sind die schmerzhaften Hautausschläge und Bläschen. Rauchen verlangsamt die Wundheilung erheblich, da es die Durchblutung verschlechtert und die Sauerstoffzufuhr zu den betroffenen Hautpartien reduziert. Dadurch können sich die Bläschen schlechter regenerieren, bleiben länger bestehen und es besteht ein erhöhtes Risiko für Narbenbildung oder Sekundärinfektionen.

c) Erhöhtes Risiko für Post-Zoster-Neuralgie

Eine der gefürchtetsten Komplikationen nach einer Gürtelrose ist die sogenannte Post-Zoster-Neuralgie – chronische Nervenschmerzen, die Monate oder sogar Jahre nach der Erkrankung anhalten können. Studien zeigen, dass Raucher ein höheres Risiko haben, solche langanhaltenden Schmerzen zu entwickeln. Dies liegt daran, dass Nikotin die Nervenfunktion beeinträchtigt und entzündliche Prozesse im Körper fördert.

2. Alkohol: Schwächung des Immunsystems und zusätzliche Belastung

Auch Alkohol spielt eine nicht zu unterschätzende Rolle im Verlauf der Gürtelrose. Viele Menschen greifen in stressigen Zeiten zu alkoholischen Getränken, doch gerade während einer Gürtelrose-Erkrankung kann dies schwerwiegende Folgen haben.

a) Alkohol schwächt die Immunabwehr

Ein starkes Immunsystem ist entscheidend, um das Varizella-Zoster-Virus in Schach zu halten. Alkohol beeinträchtigt jedoch die Funktion von Immunzellen, insbesondere von T-Zellen und Makrophagen, die für die Bekämpfung von Infektionen zuständig sind. Regelmäßiger Alkoholkonsum kann dazu führen, dass die Immunantwort verzögert wird, sodass sich die Gürtelrose ungehindert ausbreiten kann.

b) Negative Wechselwirkungen mit Medikamenten

Viele Patienten mit Gürtelrose erhalten antivirale
Medikamente wie Aciclovir oder Valaciclovir sowie
Schmerzmittel zur Linderung der Beschwerden. Alkohol kann
die Wirkung dieser Medikamente abschwächen oder
gefährliche Nebenwirkungen verstärken. Besonders die
Kombination von Alkohol mit Schmerzmitteln wie Ibuprofen
oder Paracetamol kann die Leber belasten und zu
schwerwiegenden Leberschäden führen.

c) Entzündungsfördernde Wirkung

Alkohol fördert Entzündungen im Körper, was den
Heilungsprozess von Gürtelrose negativ beeinflussen kann. Da
die Krankheit oft mit entzündlichen Prozessen in den
Nervenbahnen einhergeht, kann Alkoholkonsum diese
Schmerzen verstärken und die Regeneration der betroffenen
Nerven verzögern.

3. Warum Nikotin und Alkohol das Risiko für eine Gürtelrose erhöhen

Neben der Verschlechterung des Krankheitsverlaufs gibt es
Hinweise darauf, dass der Konsum von Nikotin und Alkohol
das Risiko, überhaupt an Gürtelrose zu erkranken, erhöhen
kann.

- **Langfristige Immunschwächung:** Wer regelmäßig
  raucht oder trinkt, schwächt dauerhaft sein
  Immunsystem, sodass es dem Varizella-Zoster-Virus
  leichter fällt, reaktiviert zu werden.

- **Stress und Schlafstörungen:** Alkohol und Nikotin
  beeinträchtigen die Schlafqualität und erhöhen Stress –
  beides Faktoren, die Gürtelrose begünstigen können.

- **Beeinträchtigung der Darmflora:** Der Darm spielt
  eine zentrale Rolle für das Immunsystem. Alkohol und
  Nikotin können die Darmflora aus dem Gleichgewicht

bringen, was sich negativ auf die körpereigene Abwehr auswirkt.

4. Empfehlungen für Betroffene

Wer an Gürtelrose erkrankt ist oder das Risiko einer Erkrankung senken möchte, sollte folgende Maßnahmen in Betracht ziehen:

a) Rauchstopp oder Reduktion des Nikotinkonsums

- Bereits nach wenigen Tagen ohne Nikotin beginnt sich das Immunsystem zu regenerieren.

- Die Durchblutung verbessert sich, was zu einer schnelleren Heilung der Hautausschläge beiträgt.

- Das Risiko für langfristige Nervenschmerzen wird gesenkt.

b) Alkohol meiden oder reduzieren

- Der Verzicht auf Alkohol entlastet das Immunsystem und fördert eine schnellere Heilung.

- Wechselwirkungen mit Medikamenten werden vermieden.

- Entzündungsreaktionen im Körper werden reduziert.

c) Gesunde Alternativen zur Immunstärkung

Statt Nikotin und Alkohol sollten Betroffene auf eine gesunde Lebensweise setzen:

- **Ernährung:** Eine vitaminreiche Ernährung mit viel Obst, Gemüse und Omega-3-Fettsäuren stärkt das Immunsystem.

- **Bewegung:** Moderate Bewegung, wie Spaziergänge an der frischen Luft, kann die Immunabwehr unterstützen.

- **Entspannungstechniken:** Stressabbau durch Meditation, Atemübungen oder Yoga hilft, das Nervensystem zu beruhigen und das Risiko einer Gürtelrose zu senken.

- **Ausreichend Schlaf:** Ein gesunder Schlafrhythmus unterstützt die Regeneration des Körpers und die Heilung von Infektionen.

Nikotin und Alkohol haben erhebliche negative Auswirkungen auf das Immunsystem und den Verlauf einer Gürtelrose. Rauchen verzögert die Heilung der Haut, erhöht das Risiko für chronische Nervenschmerzen und schwächt die Immunabwehr. Alkohol wiederum kann die Wirkung von Medikamenten beeinträchtigen, Entzündungen verstärken und den Heilungsprozess verlangsamen. Wer an Gürtelrose erkrankt ist oder das Risiko einer Erkrankung minimieren möchte, sollte daher auf diese Substanzen verzichten oder ihren Konsum zumindest deutlich reduzieren. Eine gesunde Lebensweise, ausreichend Schlaf und stressreduzierende Maßnahmen sind die besten Strategien, um das Immunsystem zu stärken und eine schnelle Genesung zu fördern.

Impfung gegen Gürtelrose

Die Impfung gegen Gürtelrose ist ein wirksames Mittel, um sich vor der schmerzhaften Viruserkrankung zu schützen. Da das Varizella-Zoster-Virus nach einer überstandenen Windpockeninfektion lebenslang im Körper verbleibt, kann es Jahre oder sogar Jahrzehnte später wieder aktiv werden und eine Gürtelrose auslösen. Besonders ältere Menschen oder Personen mit einem geschwächten Immunsystem sind gefährdet, weshalb eine Impfung in vielen Ländern für bestimmte Altersgruppen empfohlen wird. Doch wie bei jeder medizinischen Maßnahme gibt es sowohl Vorteile als auch mögliche Nachteile, die individuell abgewogen werden müssen.

Einer der größten Vorteile der Gürtelrose-Impfung ist der wirksame Schutz vor einer Erkrankung oder zumindest die Abschwächung des Verlaufs. Besonders bei Menschen über 50 Jahre steigt das Risiko für eine Reaktivierung des Varizella-Zoster-Virus erheblich. Die Impfung kann die Wahrscheinlichkeit einer Erkrankung um bis zu 90 Prozent senken und trägt dazu bei, schwere Krankheitsverläufe zu vermeiden. Da Gürtelrose nicht nur mit einem unangenehmen Hautausschlag, sondern auch mit starken Nervenschmerzen einhergeht, ist eine Prävention besonders sinnvoll. Zudem kann die Impfung das Risiko für eine Post-Zoster-Neuralgie, eine häufige Komplikation, deutlich reduzieren. Diese chronischen Nervenschmerzen können monate- oder jahrelang anhalten und die Lebensqualität erheblich beeinträchtigen.

Ein weiterer positiver Aspekt ist der Schutz vor möglichen Folgeerkrankungen. Gürtelrose kann nicht nur die Haut betreffen, sondern in schweren Fällen auch zu Entzündungen der Hirnhäute oder sogar zu Sehstörungen führen, wenn das Virus die Augen befällt. Eine Impfung kann solche schwerwiegenden Komplikationen verhindern und damit nicht nur Schmerzen, sondern auch langfristige gesundheitliche Probleme vermeiden. Gerade für Menschen mit chronischen Erkrankungen wie Diabetes oder einer Immunschwäche ist die Impfung daher besonders ratsam.

Neben dem individuellen Schutz trägt die Impfung auch zur Entlastung des Gesundheitssystems bei. Da Gürtelrose oft mit langwierigen und intensiven Behandlungen verbunden ist, können durch eine breite Immunisierung Krankenhausaufenthalte und medizinische Eingriffe reduziert werden. Weniger Erkrankungen bedeuten auch weniger Krankheitsausfälle und weniger Belastung für Ärzte und Pflegepersonal.

Trotz dieser eindeutigen Vorteile gibt es auch einige Aspekte, die gegen die Impfung sprechen können. Eine der häufigsten Kritiken betrifft mögliche Nebenwirkungen. Wie bei jeder Impfung können auch hier Reaktionen auftreten, die von leichten Beschwerden wie Schmerzen an der Einstichstelle bis hin zu grippeähnlichen Symptomen reichen. In seltenen Fällen kann es zu stärkeren Reaktionen des Immunsystems kommen, die vorübergehend das Wohlbefinden beeinträchtigen.

Ein weiterer Punkt, der gegen die Impfung angeführt wird, ist die Notwendigkeit einer Auffrischung. Der Schutz durch die Impfung hält nicht unbegrenzt an und muss nach einigen Jahren erneuert werden, um weiterhin wirksam zu sein. Dies kann für einige Menschen als Nachteil empfunden werden, insbesondere wenn sie Bedenken hinsichtlich der Langzeitwirkung von Impfstoffen haben.

Auch die Kosten der Impfung spielen für viele eine Rolle. Während sie in einigen Ländern von den Krankenkassen übernommen wird, müssen in anderen Fällen Patienten selbst dafür aufkommen. Gerade für ältere Menschen mit begrenzten finanziellen Mitteln kann dies eine Hürde darstellen, obwohl der Schutz vor einer potenziell schweren Erkrankung langfristig gesehen auch Kosten für Behandlungen und Medikamente einsparen kann.

Ein weiterer Aspekt, der oft diskutiert wird, ist die Frage, ob eine natürliche Infektion nicht einen besseren Schutz bietet als die Impfung. Manche Menschen argumentieren, dass das Immunsystem durch eine durchgemachte Gürtelrose gestärkt werde und eine erneute Erkrankung unwahrscheinlich sei. Allerdings zeigen Studien, dass dies nicht unbedingt der Fall ist und eine Gürtelrose erneut auftreten kann, vor allem wenn das Immunsystem im Alter schwächer wird. Zudem sind die Schmerzen und möglichen Langzeitfolgen einer Gürtelrose oft so gravierend, dass die Impfung als sichere Alternative vorzuziehen ist.

Es gibt auch Personen, die aufgrund von Vorerkrankungen oder Allergien keine Impfung erhalten dürfen. In seltenen Fällen kann es Kontraindikationen geben, etwa bei Menschen mit schweren Autoimmunerkrankungen oder einer akuten Infektion zum Zeitpunkt der Impfung. In solchen Fällen muss mit dem behandelnden Arzt sorgfältig abgewogen werden, ob die Impfung infrage kommt oder nicht.

Abschließend lässt sich sagen, dass die Impfung gegen Gürtelrose für die meisten Menschen eine sinnvolle und effektive Schutzmaßnahme darstellt. Die Vorteile überwiegen in den meisten Fällen, insbesondere für ältere Menschen oder Personen mit geschwächtem Immunsystem. Sie kann das Risiko einer Erkrankung erheblich senken, schwere Verläufe verhindern und die Lebensqualität langfristig verbessern. Dennoch sollten individuelle Faktoren berücksichtigt werden, um eine informierte Entscheidung zu treffen. Wer unsicher ist, sollte sich umfassend von einem Arzt beraten lassen und alle persönlichen Risikofaktoren sowie mögliche Bedenken besprechen. Letztendlich ist die Impfung eine Präventionsmaßnahme, die dazu beitragen kann, eine oft unterschätzte und schmerzhafte Krankheit zu vermeiden.

Welche Lebensmittel helfen

Die richtige Ernährung spielt eine entscheidende Rolle für die Gesundheit und kann dazu beitragen, das Immunsystem zu stärken und den Heilungsprozess bei Gürtelrose zu unterstützen. Da die Erkrankung durch das Varizella-Zoster-Virus ausgelöst wird, das im Körper schlummert und bei geschwächtem Immunsystem reaktiviert werden kann, ist es besonders wichtig, die Abwehrkräfte durch eine gezielte Ernährung zu unterstützen. Einige Lebensmittel können dazu beitragen, Entzündungen zu reduzieren und das Nervensystem zu beruhigen, während andere die Symptome verschlimmern und die Heilung verzögern können.

Lebensmittel, die bei Gürtelrose helfen

Eine gesunde Ernährung ist die Basis für ein starkes Immunsystem und kann helfen, das Risiko einer Virusreaktivierung zu minimieren. Besonders vorteilhaft sind Lebensmittel, die reich an Vitaminen, Antioxidantien und entzündungshemmenden Stoffen sind.

Frisches Obst und Gemüse sind besonders wertvoll, da sie viele Vitamine und sekundäre Pflanzenstoffe enthalten, die das Immunsystem unterstützen. Zitrusfrüchte wie Orangen, Zitronen und Grapefruits liefern viel Vitamin C, das nachweislich die Immunabwehr stärkt. Beeren wie Heidelbeeren, Himbeeren und Brombeeren sind reich an Antioxidantien, die die Zellen vor oxidativem Stress schützen und die Heilung unterstützen können. Auch grünes Blattgemüse wie Spinat, Grünkohl und Brokkoli enthält viele Vitamine und Mineralstoffe, die wichtig für die Immunabwehr sind.

Omega-3-Fettsäuren sind bekannt für ihre entzündungshemmenden Eigenschaften. Sie kommen in fettem Fisch wie Lachs, Makrele und Hering vor, aber auch in pflanzlichen Quellen wie Leinsamen, Chiasamen und

Walnüssen. Diese gesunden Fette helfen, Entzündungen zu reduzieren und das Nervensystem zu unterstützen, was besonders wichtig ist, da Gürtelrose oft mit Nervenschmerzen einhergeht.

Knoblauch und Ingwer sind natürliche Entzündungshemmer und wirken zudem antibakteriell und antiviral. Knoblauch enthält Allicin, eine Verbindung, die das Immunsystem stärken und die Abwehr gegen Viren unterstützen kann. Ingwer hat eine wärmende Wirkung und kann Schmerzen sowie Entzündungen lindern.

Probiotische Lebensmittel wie Joghurt, Kefir, Sauerkraut und Kimchi unterstützen die Darmgesundheit, die eng mit der Immunabwehr verknüpft ist. Eine gesunde Darmflora kann helfen, das Immunsystem zu regulieren und das Risiko für Infektionen zu senken.

Auch Kurkuma ist ein wertvolles Lebensmittel für die Bekämpfung von Entzündungen. Das darin enthaltene Curcumin hat stark antioxidative und entzündungshemmende Eigenschaften und kann zur Linderung von Nervenschmerzen beitragen.

Lebensmittel, die man bei Gürtelrose vermeiden sollte

Während einige Lebensmittel das Immunsystem stärken und die Heilung beschleunigen können, gibt es andere, die den Verlauf der Erkrankung verschlechtern können. Diese sollten nach Möglichkeit reduziert oder ganz gemieden werden.

Zucker und stark verarbeitete Lebensmittel sind besonders problematisch, da sie Entzündungen im Körper fördern und das Immunsystem schwächen können. Der Konsum von raffiniertem Zucker kann die Immunzellen für mehrere Stunden in ihrer Funktion beeinträchtigen, was das Risiko für eine langwierige Erkrankung erhöhen kann. Verarbeitete Lebensmittel enthalten oft ungesunde Transfette und

Zusatzstoffe, die sich negativ auf die Immunabwehr auswirken.

Alkohol ist ein weiterer Faktor, der die Immunantwort beeinträchtigen kann. Bereits geringe Mengen Alkohol können die Produktion von Immunzellen reduzieren und den Heilungsprozess verlangsamen. Zudem kann Alkohol Entzündungen im Körper verstärken, was den Verlauf der Gürtelrose ungünstig beeinflussen kann.

Koffein sollte ebenfalls in Maßen konsumiert werden, da es den Körper zusätzlich stressen kann. Stress ist ein wesentlicher Auslöser für die Reaktivierung des Varizella-Zoster-Virus, weshalb es sinnvoll ist, koffeinhaltige Getränke wie Kaffee, Energydrinks und Cola zu reduzieren.

Lebensmittel mit hohem Arginin-Gehalt, wie Nüsse, Schokolade und Weizenprodukte, können das Wachstum des Varizella-Zoster-Virus begünstigen. Arginin ist eine Aminosäure, die das Virus zur Replikation nutzen kann, weshalb ein übermäßiger Verzehr während einer Gürtelrose-Erkrankung ungünstig sein kann. Gleichzeitig kann eine ausreichende Zufuhr von Lysin, das in Lebensmitteln wie Hühnenfleisch, Fisch, Joghurt und Eiern vorkommt, helfen, das Virus in Schach zu halten.

Frittierte Speisen und ungesunde Fette können ebenfalls Entzündungen fördern und das Immunsystem belasten. Industriell verarbeitete Fette, wie sie in Fast Food oder Fertiggerichten enthalten sind, können den Heilungsprozess verlangsamen und sollten daher gemieden werden.

Fazit

Eine gezielte Ernährung kann eine wertvolle Unterstützung im Kampf gegen Gürtelrose sein. Lebensmittel, die reich an Vitaminen, Antioxidantien und entzündungshemmenden Stoffen sind, helfen dem Körper, das Virus zu bekämpfen und die Symptome zu lindern. Besonders Omega-3-Fettsäuren,

Vitamin C, probiotische Lebensmittel und
entzündungshemmende Gewürze wie Ingwer und Kurkuma
können dabei eine positive Wirkung haben. Gleichzeitig ist es
ratsam, Zucker, Alkohol, Koffein und Lebensmittel mit
hohem Arginin-Gehalt zu reduzieren, da sie die
Virusvermehrung fördern und den Heilungsprozess verzögern
können. Eine bewusste Ernährung unterstützt nicht nur die
Genesung bei einer akuten Gürtelrose, sondern kann auch
langfristig das Immunsystem stärken und das Risiko einer
erneuten Erkrankung verringern.

Immunstärkende Gemüsepfanne mit Lachs

D iese nährstoffreiche Gemüsepfanne mit Lachs ist ideal
für Menschen mit Gürtelrose. Sie enthält
entzündungshemmende Omega-3-Fettsäuren, Antioxidantien
und viele Vitamine, die das Immunsystem stärken.

Zutaten (für 2 Personen):

- 200 g frischer Lachs (oder eine pflanzliche Alternative
  wie Tofu)

- 1 Zucchini

- 1 rote Paprika

- 1 kleine Süßkartoffel

- 1 Handvoll Spinat oder Grünkohl

- 1 kleine rote Zwiebel

- 2 Knoblauchzehen

- 1 TL Kurkuma

- 1 TL frisch geriebener Ingwer

- 1 TL Olivenöl oder Kokosöl

- 1 TL Zitronensaft

- 1 TL Sesam oder gehackte Walnüsse (optional)

- Salz und Pfeffer nach Geschmack

Zubereitung:

1. Die Süßkartoffel schälen, in kleine Würfel schneiden
   und etwa 5 Minuten in leicht gesalzenem Wasser
   vorkochen.

2. In einer Pfanne das Olivenöl erhitzen, Zwiebel und
   Knoblauch fein hacken und kurz anbraten.

3. Zucchini und Paprika in Stücke schneiden und mit den
   Süßkartoffeln in die Pfanne geben.

4. Ingwer und Kurkuma hinzufügen und gut vermengen.
   Alles etwa 5–7 Minuten bei mittlerer Hitze garen.

5. Den Lachs in mundgerechte Stücke schneiden, mit
   etwas Salz, Pfeffer und Zitronensaft würzen und in
   einer separaten Pfanne kurz anbraten, bis er durch ist.

6. Zum Schluss den Spinat unter das Gemüse mischen
   und für weitere 2 Minuten köcheln lassen.

7. Lachs auf dem Gemüse anrichten und mit Sesam oder
   gehackten Walnüssen bestreuen.

Warum ist dieses Rezept gut bei Gürtelrose?

Diese Gemüsepfanne ist reich an entzündungshemmenden
Nährstoffen. Der Lachs liefert wertvolle Omega-3-Fettsäuren,
die helfen, Entzündungen im Körper zu reduzieren.
Süßkartoffeln enthalten Beta-Carotin und Vitamin C, die das
Immunsystem stärken. Knoblauch, Kurkuma und Ingwer
haben starke antivirale Eigenschaften, die dem Körper helfen,
das Varizella-Zoster-Virus zu bekämpfen.

Guten Appetit und gute Besserung!